甲状腺
自我管理

连小兰 ———— 编著

北京协和医院内分泌科主任医师、教授
中华医学会北京分会内分泌专业委员会副主委

U0381441

中国轻工业出版社

图书在版编目（CIP）数据

甲状腺自我管理 / 连小兰编著 . —北京：中国轻
工业出版社，2023.5

ISBN 978-7-5184-3184-7

Ⅰ.①甲… Ⅱ.①连… Ⅲ.①甲状腺疾病－防治
Ⅳ.①R581

中国版本图书馆 CIP 数据核字（2020）第 174598 号

责任编辑：付　佳　　　　　责任终审：张乃柬　　整体设计：悦然文化
策划编辑：付　佳　翟　燕　　责任校对：晋　洁　　责任监印：张京华

出版发行：中国轻工业出版社（北京东长安街 6 号，邮编：100740）
印　　刷：北京博海升彩色印刷有限公司
经　　销：各地新华书店
版　　次：2023 年 5 月第 1 版第 3 次印刷
开　　本：710×1000　1/16　印张：11
字　　数：180 千字
书　　号：ISBN 978-7-5184-3184-7　定价：45.00 元
邮购电话：010-65241695
发行电话：010-85119835　传真：85113293
网　　址：http://www.chlip.com.cn
Email：club@chlip.com.cn
如发现图书残缺请与我社邮购联系调换
230474S2C103ZBW

　　说起甲状腺，可能大多数人听起来很熟但是了解甚少，然而我国近 14 亿人口中约有 20% 的人患有不同类型的甲状腺疾病，可见甲状腺疾病发病率非常高。而甲状腺相关疾病的知晓率非常低，整体规范治疗率不足 5%，很多人可能已经患上甲状腺疾病却不自知而贻误病情，也因为不了解甲状腺疾病，将甲状腺临床症状误认为肠胃炎、水肿等而久治不愈。因此，了解甲状腺疾病的常识，知道如何防治甲状腺疾病，争取做到早发现、早治疗变得尤为重要。

　　本书介绍了甲状腺是什么器官、有什么作用，如何优选食物、合理饮食以保证甲状腺的健康。同时又针对常见甲状腺疾患人群，如甲状腺功能亢进、甲状腺功能减退、甲状腺炎、甲状腺肿等人群，指导大家如何进行诊断和检查、如何进行饮食和日常生活调养、如何用药等，以辅助治疗疾病、改善不适症状。

　　希望大家通过阅读本书，学会从饮食、生活、用药等方面管理自己的生活，防治甲状腺疾病，享受健康、温馨、幸福的每一天！

目录
CONTENTS

PART 1
甲状腺自我管理，找到适合自己的路

PART 2

牵之动全身，控碘很关键

PART 3

防治甲状腺结节，别急着动"刀"

PART **4**

应对甲状腺功能亢进，
让兴奋的小家伙安静下来

PART **5**

甲状腺功能减退需要你贴心关怀

PART 6

甲状腺肿是一种古老的疾病

PART **7**

不可掉以轻心的甲状腺炎

PART **8**

呵护甲状腺，做个快乐孕妈妈

PART 9

不用谈癌色变，甲状腺癌并不可怕

谣言粉碎机

甲状腺炎和甲状腺肿是一回事吗？

辟谣

甲状腺炎可能会出现甲状腺肿大，但甲状腺炎和甲状腺肿不是一回事儿。甲状腺炎伴有的甲状腺肿大是由于甲状腺组织的炎症反应引起的，如急性或亚急性甲状腺炎发作，大多伴有疼痛。而甲状腺肿是形态上的异常增大，不属于炎症病变，虽然肿大，但可能不伴有疼痛。

只要脖子粗，就是患了甲状腺疾病吗？

辟谣

甲状腺肿大会让脖子变粗，但是脖子变粗还可能有以下原因：1）脖子短的人发胖后颈部脂肪堆积。2）颈部淋巴肿大或其他颈部肿物。3）由于某种原因引起的气管或者肺尖部漏气逸到皮下引起的皮下气肿。所以，甲状腺肿大会使脖子变粗，但脖子变粗不一定是得了甲状腺疾病。

甲状腺有问题一定不能吃海产品？

辟谣

虽然海产品普遍含碘量较高，但也不是绝对的，海产品也有碘量等级差别。患有甲状腺疾病并不是一点海产品都不能吃，吃对了就可以！

碘盐可以防辐射？

辟谣

有人说"碘盐防辐射"，并给出了看似科学的理论：通过食用碘盐让身体中的碘饱和，这样在接触放射性碘的时候使其无法在甲状腺沉积，因此可避免辐射伤害。碘盐真的能防辐射吗？

单从让身体中的碘饱和这一点就不科学。国家规定碘盐标准中碘含量上限是30毫克/千克，想要达到饱和状态至少每人每天要食用4千克以上的碘盐，完全超出身体的承受范围。所以用碘盐防辐射不科学。

甲亢时心悸，就是甲亢性心脏病吗？

辟谣

甲亢患者由于甲状腺激素分泌过多，对心血管会有这几方面影响：增加心肌耗氧量；增强儿茶酚胺对心肌的作用；对全身代谢的兴奋作用使身体组织需氧量增加，因此会出现一系列心血管症状，如心悸、胸闷、气短，所以心悸是甲亢影响心血管所表现出来的一种症状，并不能说明就是心脏病。

但是如果甲亢病情发展下去，心脏负荷进一步加重，则可能引发甲亢性心脏病。

眼球突出一定和甲亢有关吗？

辟谣

突眼有内分泌型突眼和非内分泌型突眼之分，甲亢导致的突眼属前者，但突眼并不一定就是甲亢。眼睛的某些局部病变如眼球后出血、眼静脉血栓等，还有全身性疾病也可能造成突眼，如肝硬化、近视等，这些都属于非内分泌型突眼，进行甲状腺功能检查时一般都是正常的。而且甲亢也不一定全伴有突眼症。

患了甲亢就不能摄入碘？

辟谣

甲亢患者如果摄入大量的碘，甲状腺会变硬，用药剂量会增大，不利于甲亢的治疗，因此甲亢患者应避免食用碘盐，但是不等于完全不需要摄入碘。甲亢患者虽然是功能亢进，但仍然需要甲状腺激素，因此需要制造甲状腺激素的原料——碘。所以，甲亢患者要选择无碘盐，同时仍然需要从其他食物中摄入碘，但饮食中要忌含碘丰富的食物如海带、紫菜等。

甲减孕妈妈生的宝宝也会患甲减？

辟谣

甲减孕妈妈生的宝宝患甲减概率非常低，可以说新生儿甲减和孕妈妈甲减没有必然关系，除非是因为孕妈妈本身碘摄入不足或者服用了过量的抗甲状腺药物，如他巴唑和丙硫氧嘧啶。

甲减患者终身服药会"中毒"？

辟谣

　　常听说"是药三分毒"，所以有的甲减患者认为终身服药会"中毒"，在甲状腺功能正常后就自行停药，导致甲减复发。

　　药会不会变成毒，需要看药和身体的契合度：

　　如果药的成分和身体内的成分完全相同，实际这种药就像是身体需要的一种营养素，如维生素、钙、铁，身体缺乏时需要及时补充，就像渴了要喝水、饿了要吃饭一样自然，但是要适量，过量也不好。甲减时身体缺乏甲状腺激素，所以需要适量补充甲状腺激素。在医生的指导下服用适量甲状腺制剂没有任何毒副作用，育龄女性仍然可以怀孕、哺乳。

　　如果药的成分是身体本来就没有的，如解热镇痛药、抗生素等，长期使用则会给身体带来伤害。

桥本甲状腺炎最终都会导致甲减？

辟谣

　　最早发现桥本甲状腺炎的是一名日本学者，因此以他的名字命名，该病是一种自身免疫性疾病。大部分患者的甲状腺功能开始可保持正常，中晚期则由于免疫反应对甲状腺组织的持续破坏出现甲状腺功能低下，如逐渐出现怕冷、心动过缓、脱发、便秘、水肿等表现。虽然一般认为桥本甲状腺炎是不能完全治愈的，并且最终阶段会导致甲减，但是疾病进程也会因人而异，有些人可能长期维持在稳定的状态而不出现甲减。

缺碘就会患甲减？

辟谣

　　缺碘和甲减之间有一定联系。成人饮食中缺碘，可能只引起单纯性甲状腺肿，除非长期严重缺碘，才会出现甲减。其实饮食中碘过量也是成人患甲减的一个很重要的原因，尤其本身为甲状腺疾病高危人群。长期服用含碘的药物，如治疗心律失常的胺碘酮，也有诱发甲减的可能性。所以，缺碘不是引起甲减的唯一因素。

PART 1

甲状腺自我管理，
找到适合自己的路

甲状腺真的很重要

人体内最大的内分泌腺

内分泌腺是人体中分泌激素的地方，人的生长发育、新陈代谢、血液循环、消化吸收、血糖水平、学习、记忆，以及男性精子的生成，女性月经、孕产、哺乳等，都离不开激素的作用。

垂体、甲状腺、甲状旁腺、肾上腺、胰腺、卵巢、睾丸这些都是内分泌腺，其中甲状腺是最大的内分泌腺。

甲状腺是一个与人的智慧、健康、性格密切相关的内分泌腺，它呈 H 形，像一只张开翅膀的蝴蝶附着在气管前，会随着吞咽动作上下活动。正常的甲状腺像嘴唇一样柔软，基本触摸不到。

甲状腺由左、右两个侧叶和中间峡部三部分构成，每一个侧叶长 4~5 厘米，宽 1.5~2 厘米，厚 1~1.5 厘米，而峡部位于 2~4 气管环前。成人甲状腺重 15~20 克。

每个人甲状腺的侧叶大小约等于自己大拇指第一指节，可以根据这个标准对不同年龄、性别的人大致估计甲状腺是否增大，一般女性比男性略大，经期或孕期女性的甲状腺也会稍微增大，老年人会有轻微的缩小。如果想要更准确地判断甲状腺情况，需要通过 B 超检查。

健康连线

甲状腺疾病是不是终身都不能治愈

甲状腺疾病是否可以治愈，需分情况而定：①甲亢：Graves 病引起的甲状腺炎经过合理治疗，大部分能够治愈；②甲减：亚急性甲状腺炎甲减、产后甲状腺炎甲减都会慢慢自愈，而桥本甲状腺炎与放射碘 131 导致的甲减，几乎没有根治的可能，需要长期服药。

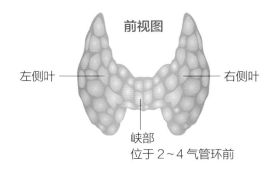

前视图

左侧叶

右侧叶

峡部
位于 2~4 气管环前

每一个侧叶
长 4~5 厘米
宽 1.5~2 厘米
厚 1~1.5 厘米

4 个好邻居

甲状腺也不是孤独存在的，它有 4 个甲状旁腺做邻居。甲状旁腺是内分泌腺体中最小的腺体，如果不仔细找，很难被发现。甲状腺有病时也会影响甲状旁腺的功能、状态，但是二者功能完全不同。甲状旁腺调节人体钙、磷代谢，主要作用是升高血钙，所以，甲状腺疾病在发展过程中如果殃及邻居甲状旁腺，就会造成复杂的钙、磷代谢异常和骨代谢病。

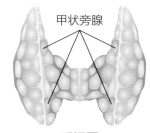

甲状旁腺

后视图

•••• 专家提醒
简单有效地鉴别甲状腺肿块

颈部还有很多淋巴结，在做吞咽动作时，淋巴结是不会活动的，只有甲状腺随吞咽动作上下活动，这是甲状腺的一个特点，也是鉴别摸到的肿块是否为甲状腺肿块的一个简单有效的方法。

甲状腺是甲状腺激素的生产工厂

甲状腺是身体中合成、储存、分泌甲状腺激素的工厂，想要让这个工厂顺利生产，"原料""控制室""管理部"三者缺一不可，任何一个环节出了问题，甲状腺激素的生产都会受到影响，最终表现出各种甲状腺疾病。

当身体缺乏甲状腺激素时，下丘脑会报告给脑垂体，于是脑垂体下达增加生产的命令。如果身体中的甲状腺激素过多，下丘脑也会反馈给脑垂体，脑垂体就会下达缩减生产的命令，从而使身体中的甲状腺激素水平保持平衡

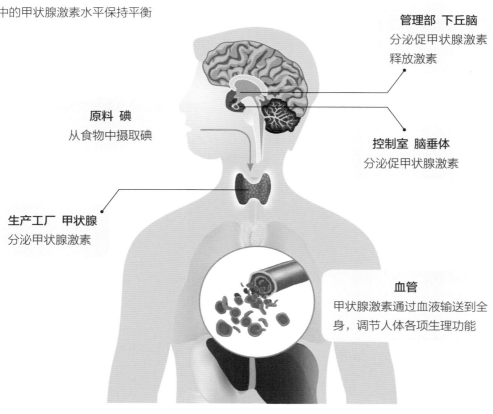

管理部 下丘脑
分泌促甲状腺激素释放激素

原料 碘
从食物中摄取碘

控制室 脑垂体
分泌促甲状腺激素

生产工厂 甲状腺
分泌甲状腺激素

血管
甲状腺激素通过血液输送到全身，调节人体各项生理功能

●●● 专家提醒
促甲状腺激素和甲状腺激素不要傻傻分不清楚

促甲状腺激素（即 TSH）是由脑垂体分泌的激素，在维持正常甲状腺功能中起最重要的调节作用。

血液中的甲状腺激素过多时，促甲状腺激素的分泌会减少，从而抑制甲状腺激素的分泌；而血液中的甲状腺激素不足时，促甲状腺激素的分泌会增多，以促进甲状腺激素的分泌。

甲状腺对人体的影响

对人体代谢的影响

人体通过食物将热量和所需营养摄入体内，甲状腺激素通过促进体内一系列的生物化学反应，进行重要的物质代谢，促进身体的生长发育和生命活动。如果甲状腺出了问题，影响到甲状腺激素的分泌，就会使全身多器官和组织的正常功能发生故障，出现生理病理表现。

对生长发育的影响

甲状腺激素可以促进生长激素的分泌，维持身体正常的生长发育。如果儿童时期不能分泌正常生理剂量的甲状腺激素，生长激素就不能正常发挥作用，很可能造成发育迟缓、智力下降。

对心血管系统的影响

甲状腺激素可以维持心脏的正常泵血功能和心率，对心肌还有直接的刺激作用，如果甲状腺激素分泌异常，就会引起甲状腺性心脏病。如甲状腺激素分泌过多引起的甲亢性心脏病，反之引发的甲减性心脏病，这些都需要通过治疗甲状腺疾病而不是按照单纯性的心脏病来治疗。

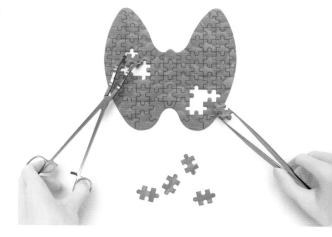

甲状腺功能亢进与心脏病

刘女士，40 岁。

刘女士心脏一直不太好，最近一段时间更是感觉心慌胸闷得厉害，吃了家里常备药，只是短时间有效，而且变得越来越乏力，身体也消瘦了不少。不得已去医院看心血管科医生，医生询问了症状后建议她去检查"甲功三项"，才发现是得了甲亢而不是她以为的心脏病。

甲亢时，甲状腺激素分泌过多，心脏兴奋性增高，心肌耗氧量增大，心率加快，常出现心悸、胸闷、气短，很容易被误诊为单纯的心脏病。所以当出现心悸、胸闷等心脏病症状时，不要片面认为是心脏出了问题，还要考虑可能是甲状腺疾病在捣乱。

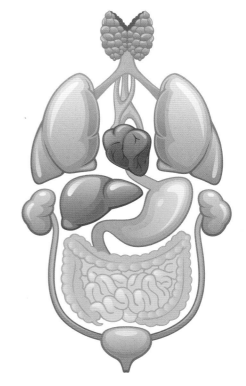

甲状腺对人体很多系统都有影响

对造血系统的影响

甲状腺激素会通过影响造血物质在小肠的吸收而影响造血功能。如果甲状腺激素分泌过多，物质代谢加速，身体消耗过多，导致营养不良而贫血；也可能由于免疫因子的参与，导致红细胞、血小板、白细胞受破坏而引起贫血。相反，如果甲状腺激素缺乏，脊髓造血功能会受到抑制，也会影响造血。

对神经系统的影响

甲状腺激素主要维持中枢神经系统的兴奋性。如果甲状腺激素缺乏，则会出现精神淡漠、感觉迟钝、行动迟缓、早衰等，严重者会出现昏迷甚至死亡。如果甲状腺激素分泌过多，会让神经过度兴奋，注意力不集中、易躁易怒，甚至出现精神紊乱，易被误认为是精神病。

看看你是不是
甲状腺疾病高危人群

什么样的人更容易患上甲状腺疾病呢？甲状腺疾病与遗传、性别、年龄、生活环境等都有密切的关系，一个人如果存在高发因素，就属于高危人群，平时要重点预防。

缺碘或富碘环境生活的人群

碘广泛存在于岩石、土壤、空气和水中，环境和食物是人体摄取碘的最直接来源，所以生活在碘缺乏或富碘环境的人，都可能引发不同的甲状腺疾病。

土壤中的碘

水在一定程度上反映了土壤的含碘量，当饮用水中的含碘量小于5微克/升时属于低碘环境，所以生长在此的植物、动物含碘量相对较低。我国青海为碘缺乏区，特别是农业区。

空气中的碘

海洋上空碘含量最高，离海洋越远含量越低，海拔越高，碘含量越低。如果生活环境中缺碘，又没有及时补碘，容易诱发地方性甲状腺肿、克汀病（即"呆小症"）、甲减等甲状腺疾病；如果生活在富碘地区又经常吃富含碘的食物如海带、紫菜等，容易诱发甲亢等。

血缘亲属中有甲状腺疾病患者的人群

特别是母亲、奶奶、姑姑、姨妈等患有甲状腺肿、甲亢、桥本甲状腺炎，后代患有此类甲状腺疾病的概率比一般人大。

自身免疫缺陷的人群

自身免疫缺陷的人，常会同时患有甲状腺疾病和自身免疫性疾病，如患有风湿、类风湿性关节病、1 型糖尿病的人患甲状腺疾病的风险会增大。

不同阶段的女性

女性患有甲状腺疾病的概率高于男性，尤其是甲状腺肿、甲亢、甲减以女性高发。

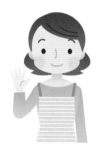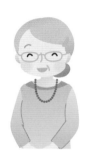

- **中青年女性：** 多发甲亢、亚急性甲状腺炎。
- **中年女性：** 多发结节性甲状腺肿、桥本甲状腺炎。
- **中老年女性：** 多发桥本甲状腺炎、甲减。

专家提醒
为什么患甲状腺疾病的人越来越多

患甲状腺疾病的人越来越多，主要是因为以下几方面原因：

环境和情绪：现在人们的生活较为忙碌，长时间面对各种压力，会有焦虑、紧张等不良情绪影响，加上环境污染问题，影响到体内神经内分泌等系统的平衡，最终产生甲状腺问题。

对自身健康的关注：随着生活水平的提高，人们对自身的健康越来越关注。特别是随着体检的深入和对甲状腺问题的关注度增加，促使甲状腺疾病的检查率、诊断率提高。

检查手段不断改善：与原来的常规体检对甲状腺只是采用肉眼观察和手部触诊相比，现在大部分体检都包括甲状腺功能和甲状腺 B 超等，微小的结节等都能检查出来，以前存在的甲状腺问题被及时发现。

情绪不稳定的人

性格急躁、情感丰富、敏感、长期抑郁、小心眼儿的人患甲状腺疾病的概率比较大。

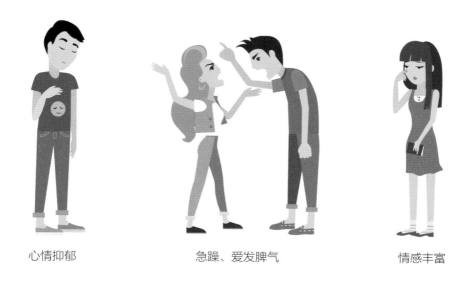

心情抑郁　　　　　　急躁、爱发脾气　　　　　　情感丰富

有某些药物服用史的人

经常吃减肥药，而有的减肥药含有甲状腺激素，易诱发药源性甲亢；长期使用碘酒、碘甘油等外用皮肤药，长期服用治疗心律不齐的胺碘酮类药物，长期服用含碘的止咳药、化痰药等，都可能因为进入人体内的碘过量，刺激甲状腺而诱发甲状腺疾病。

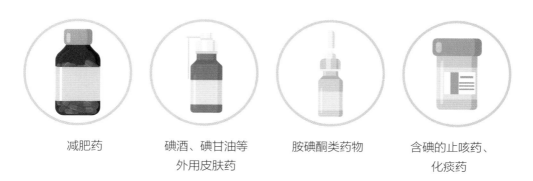

减肥药　　　碘酒、碘甘油等　　　胺碘酮类药物　　含碘的止咳药、
　　　　　　外用皮肤药　　　　　　　　　　　　　化痰药

各种检查事先知，早防早治

找对科室

想去做个甲状腺检查，要选择哪个科呢？

如果医院设立了专门的甲状腺专科，那就比较方便，可以目标明确地去就诊；如果没有单独设立，应挂内分泌科，或者普通外科。甲状腺疾病种类很多，待明确诊断后，根据治疗需要再去相应诊室。

问诊

- 有什么症状表现？
- 症状从什么时候开始的？
- 是否有症状加重的趋势？
- 亲属中有谁患有甲状腺疾病吗？
- 之前是否患过甲状腺疾病？
- 是否长期服用 ×× 药物？

患者就诊的时候，医生首先会通过询问各种各样的问题探查病情，所以要对自己的症状和病情有所了解，仔细回顾从发病到就诊时的症状变化，就诊时要清楚地说出哪里不舒服。

如果之前在别的医院做过检查，诊断是什么，是否用药治疗，效果如何等，要实事求是地向医生阐述清楚，不夸大、不隐瞒。另外，建议携带在外院做的相关检查单据。

触诊

医生通过对甲状腺的触摸来检查甲状腺的状态。健康的甲状腺像嘴唇一样柔软，基本触摸不到，如果能明显摸到甲状腺，可能甲状腺出现异常，比如甲状腺肿。

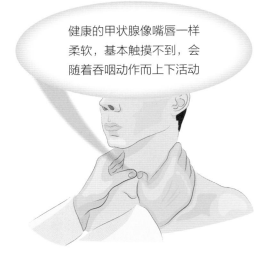

健康的甲状腺像嘴唇一样柔软，基本触摸不到，会随着吞咽动作而上下活动

甲状腺功能检查

甲状腺功能检查简称为甲功检查，是一种通过抽血进行的内分泌检查，分为"甲功三项"和"甲功五项"，那到底是做三项检查还是五项呢？甲功三项指的是 TSH、FT3、FT4，甲功五项指的是 TSH、FT3、FT4、T3、T4。

只是做甲状腺功能早期筛查、体检，检查三项就足够了，因为甲功三项足以反映甲状腺功能的情况。但是对于已经存在甲状腺功能异常且在服药的患者，建议最好检查五项。

需抽血做甲功检查的情况

1. 普通人常规体检时。
2. 备孕或怀孕早期。
3. 出现甲亢或者甲减症状时。
4. 甲状腺 B 超发现异常时。
5. 初次发现甲状腺结节时。
6. 服用含碘药物前后。
7. 治疗甲亢、甲减的过程中。
8. 甲状腺切除手术后。

抽血前的注意事项

1. 规律作息，不要熬夜，早睡早起。
2. 尽量避免喝咖啡、浓茶。
3. 不吃或少吃海带、紫菜、海杂鱼等富含碘的食物。
4. 抽血前避免剧烈运动，保持安静状态，放松心情。
5. 抽血当天正常饮食即可，不需要空腹，要注意避免过度进食，特别是吃大量糖类食物。但是，如果抽血做甲状腺功能检查的同时需要做肝功能检查，就需要空腹，以免影响肝功能结果。
6. 如果正在服用某些会影响甲状腺功能的药物，如糖皮质激素、性激素、多巴胺、溴隐亭、胺碘酮、锂剂、苯妥英钠等，要提前告诉医生。
7. 如果是已经在接受药物治疗甲状腺疾病，抽血当天应该正常服药，以客观反映药物的治疗效果，便于医生调整用药方案。

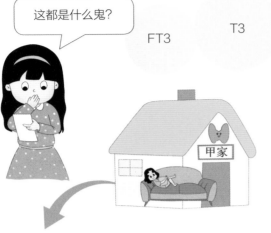

这都是什么鬼？

FT3　　T3　　TSH　　FT4　　T4

甲家，甲状腺里的一个细胞，住着一位叫 TBG（即甲状腺结合球蛋白）的姑娘，因为太宅没机会认识男生，找对象全靠热心亲友 TPO（即甲状腺过氧化物酶）介绍。

别总宅在家里了，跟我去闯一闯。

媒人 TPO　　碘小哥　　TBG 姑娘

T3　T4　TSH

TPO 成功地把碘小哥介绍给 TBG 姑娘，二人喜结连理，不久有了 T3、T4，即甲状腺激素两兄弟。

转眼 T3、T4 长大了，大表哥 TSH（即促甲状腺激素）打算带兄弟俩去干一番事业。

T4 含量较 T3 多，约占总量的 90%，但 T3 活性更强，是甲状腺激素发挥生理作用的主要形式。

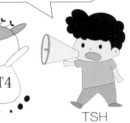

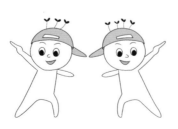

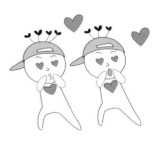

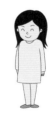

也有少数 T3、T4 仍是单身狗，变成 FT3、FT4（F 即 free，也就是游离 T3、T4），继续为甲家发挥作用，甲亢、甲减就跟它们有关。

外面世界诱惑大，T3、T4 遇到了"蛋白女孩儿"，双双共浴爱河，绝大多数变成结合型 T3、T4，从此只顾儿女情长，对甲家贡献不大。

甲状腺功能报告单解读

> **甲状腺功能亢进**: T3 ↑, FT3 ↑, T4 ↑, FT4 ↑, TSH ↓, TRAb 正常或↑。

甲状腺分泌过多的 T3、T4 导致甲亢，因此 T3、FT3、T4、FT4 升高。因为 T3、T4 过多会抑制垂体分泌 TSH，所以 TSH 降低。

如果出现 TRAb 升高，可能是 Graves 病所致的甲亢。

亚临床甲亢，T3、T4 仍在正常范围，TSH ↓。

> **甲状腺功能减退**: T3 ↓, FT3 ↓, T4 ↓, FT4 ↓, TSH ↑, TPOAb 和 TGAb 正常或↑。

甲状腺分泌的 T3、T4 太少导致甲减，所以 T3、FT3、T4、FT4 降低。如果血液总 T3、T4 太少，垂体会分泌出更多的 TSH，所以 TSH 是升高的。

如果是桥本甲状腺炎导致的甲减，就会有 TPOAb、TGAb 的升高。

亚临床甲减，T3、T4 仍在正常范围，TSH ↑。

> **桥本甲状腺炎**: TPOAb ↑, 和（或）TGAb ↑。

桥本甲状腺炎会慢慢破坏甲状腺的正常功能，早期出现甲亢，所以 T3 ↑、FT3 ↑、T4 ↑、FT4 ↑、TSH ↓；中期甲状腺维持正常功能，所以 T3、FT3、T4、FT4、TSH 都在正常范围；后期甲状腺功能被破坏殆尽，出现甲减，所以 T3 ↓、FT3 ↓、T4 ↓、FT4 ↓、TSH ↑。

> **亚甲炎**: 急性发作期 T3 ↑, T4 ↑, TSH ↓；缓解期有可能 T3 ↓, T4 ↓, TSH ↑。

亚甲炎急性发作期：出现甲亢，T3 ↑、FT3 ↑、T4 ↑、FT4 ↑、TSH ↓。

亚甲炎缓解期：一部分人会出现短暂性的甲减，T3 ↓、FT3 ↓、T4 ↓、FT4 ↓、TSH ↑。

亚甲炎恢复期：炎症完全消失，大部分人的甲状腺功能恢复正常，极小部分人变成永久性的甲减。

> **甲状腺结节：** 大部分结节患者的甲功检查都是正常的。

如果是结节性甲状腺肿，甲功会出现甲亢的一系列表现；如果结节合并桥本甲状腺炎，甲功会出现桥本甲状腺炎的一系列表现；如果结节进行了手术，甲状腺被全部或部分切除了，甲功也会出现甲减的一系列表现。

最全的甲状腺功能检查指标

英文名	中文名	来自哪里
TSH	促甲状腺激素	脑垂体
T3	三碘甲状腺原氨酸	甲状腺、甲状腺外组织
FT3	游离三碘甲状腺原氨酸	甲状腺、甲状腺外组织
T4	甲状腺素	甲状腺
FT4	游离甲状腺素	甲状腺
TPOAb	甲状腺过氧化物酶抗体	免疫系统
TGAb	抗甲状腺球蛋白抗体	免疫系统
TRAb	TSH 受体抗体	免疫系统

TSH 和 T3、T4：TSH 有促进甲状腺分泌 T3、T4 的作用，但是 T3、T4 分泌过多又会抑制 TSH 的产生。人体就是这样使 TSH、T3、T4 维持在不高不低的正常水平。

T3、T4 和 FT3、FT4：甲状腺分泌的 T3、T4 进入血液后，一部分和蛋白质结合储存起来；另一部分游离在血液中，这就是 FT3、FT4。如果 FT3、FT4 被用完了，之前和蛋白质结合的 T3、T4 就会解离出来，形成新的 FT3、FT4 继续发挥作用。

TPOAb、TGAb 和 TRAb：当人体的免疫系统出问题，就会针对甲状腺产生自身抗体——TPOAb、TGAb 和 TRAb，这三个抗体会扰乱甲状腺的正常功能，导致甲减或甲亢。

细致掌握甲状腺的状态——甲状腺影像检查

甲状腺肿等可以通过触诊发现，但是如果程度轻，触诊还有局限性，此时可以通过甲状腺影像检查比较细致地掌握甲状腺的状态，有助于甲状腺疾病的早期发现。超声检查（即 B 超）、CT 检查和磁共振检查都是常用的甲状腺影像检查，其中以超声检查最常见。

超声检查

利用超声波接触身体后反射波进行电脑处理并成像，有助于检查甲状腺肿块和结节的位置、大小、性质等。

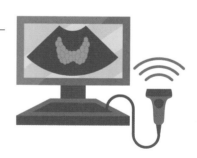

通过电脑成像可以清楚地看到甲状腺的状态，如肿块的数量和甲状腺内部，可以大致判断良性或恶性，对于确诊甲状腺癌意义重大

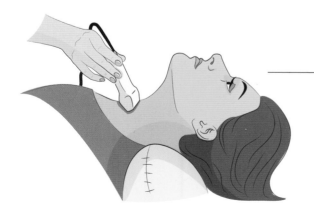

咽喉部涂上胶状液体，检查时间 5~10 分钟，检查时不会造成身体疼痛。妊娠期及哺乳期女性也可以检查

超声检查可以通过5步发现异位甲状腺、甲状腺肿、Graves病、各类甲状腺炎、甲状腺结节、甲状腺癌。

第1步：确定甲状腺位置

正常情况，甲状腺位于脖子的中下部。如果长错位置就是异位甲状腺，可以通过超声检查等找到它的位置。

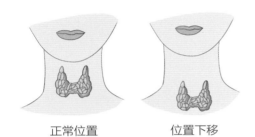

正常位置　　　　　位置下移

第2步：测量甲状腺大小

甲状腺缩小或者甲状腺肿大。

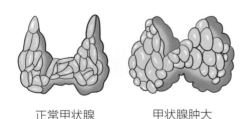

正常甲状腺　　　　甲状腺肿大

第3步：探测回声

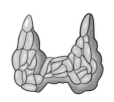

正常回声

Graves病回声不均匀。桥本甲状腺炎可见弥漫性、不均匀的低回声改变伴网格状强回声。亚急性甲状腺炎可见片状低回声区。

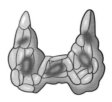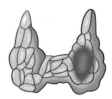

Graves病　　　　亚急性甲状腺炎
回声不匀　　　　片状低回声

第4步：捕捉血流

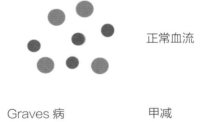

正常血流

Graves病　　　　　　甲减

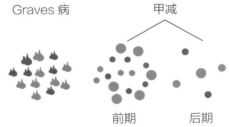

前期　　　　　后期

Graves病血流丰富且呈现"火海"样子。桥本甲状腺炎、甲减早期血流信号丰富，甲减后期血流信号减少。

第5步：寻找并判断结节性质

具体见甲状腺结节的检查（见第59页）。

CT 检查

CT 是通过对人体进行断层扫描并成像，还可以通过电脑利用 3D 图像进行观察，对发现病变部位意义重大。

CT 检查时间短。

不能做 CT 检查人群

1. 因为 CT 使用放射线，妊娠期及哺乳期的女性不能进行检查。

2. 对 X 射线高度敏感或不宜接触 X 射线者，如患有再生障碍性贫血等。

3. 对碘对比剂过敏者、甲亢患者以及严重脏器功能衰竭者不宜做增强 CT 扫描。因为目前 CT 常用含碘的对比剂（即造影剂），而甲亢患者碘摄入过多会加重病情。

磁共振检查

使用电磁波进行断层摄影并成像，主要是查看肿瘤的扩散等。

磁共振检查时间较长，15 ~ 90 分钟。因无放射性，妊娠期及哺乳期女性也可以进行检查。

不能做磁共振检查人群

1. 装有心脏起搏器的人。
2. 需要监护设备的危重患者。

检查注意事项

1. 检查时需要去掉耳环、项链、含金属的衣物、纽扣、皮带、手机、钱包及钥匙等，以免对图像造成干扰。
2. 检查时按照医生要求摆好体位，保持不动直至检查完毕。
3. 避免短时间内多次做此类检查，以免辐射量累积过大。
4. 对于非检查部位（尤其生殖器官），可用铅衣防护。

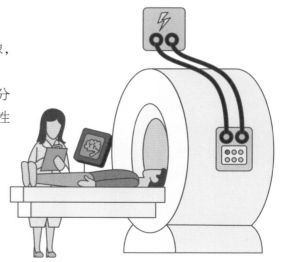

1. 检查前需要去掉金属等磁性物品，如手表、首饰、假牙、金属纽扣等。
2. 如果体内有弹片、钢钉、假关节等磁性物质的患者，需要咨询医生，做磁共振检查时要严密观察，以防意外。
3. 肾功能不全、过敏、凝血功能不好者慎用造影剂。
4. 处于仪器中噪声会较大，需做好心理准备，扫描开始时不要乱动，如果出现不适随时告知医生。

甲状腺自身抗体检查

我们的身体有自身和非自身的区别，身体的组织、细胞等就属于自身；细菌、病毒等就属于非自身。当非自身的东西入侵身体的时候，身体会做出识别异物、攻击异物的反应，承担"攻击任务"的物质就是抗体。如果抗体把自身的物质误认为非自身的物质发起攻击，身体就会出现各种症状，导致自身免疫性疾病。

有些甲状腺疾病是由自身免疫系统异常引起的，比如桥本甲状腺炎。因此，通过抽血检查甲状腺组织的抗体，对诊断甲状腺疾病有很大帮助。

自身抗体检查主要有抗甲状腺球蛋白抗体（TGAb）、甲状腺过氧物酶抗体（TPOAb）、TSH受体抗体（TRAb）检查。

细胞学检查

一般的甲状腺疾病通过问诊、触诊、超声检查基本都能确定病情，如果是甲状腺肿瘤，就需要进一步精细检查，进行穿刺提取细胞检查来区分恶性或良性。

该检查抽取时间短，1~2分钟。即使不麻醉也几乎感觉不到疼痛。

但穿刺时活动会有危险，所以整个过程必须保持身体不动。

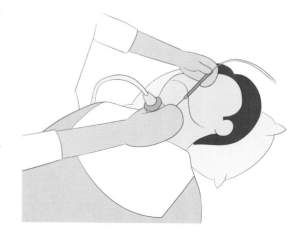

警惕甲状腺发育异常，早发现早干预

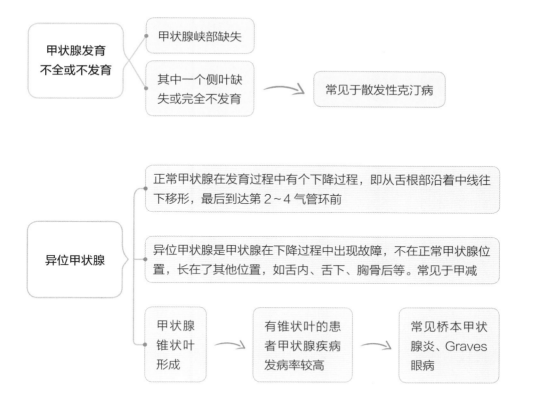

应对甲状腺疾病，
建立良好、正确的生活方式

良好的生活方式对身体健康非常重要，均衡饮食、科学运动、规律作息都在为好身体"添砖加瓦"。

我国推荐成人每天摄入 120 微克碘，大部分都可以由碘盐，也就是市面上的普通盐提供。一般情况下，普通盐中含碘量是 2250 微克 /100 克，按照《中国居民膳食指南》的标准，食盐量控制在 6 克以下，只要不是生活在碘缺乏或者富碘地区，基本能满足身体一天的碘需求。

还有一部分可以从其他食物中获得。所以，了解不同类型食物的含碘量可以很好地帮助我们规划一日三餐，平衡碘摄入，预防甲状腺疾病。

虽然推荐成人每天摄入 120 微克碘，但并不是说只要一超过就会造成碘过量，人体有自我调节功能，多余的碘会随着尿液排出体外。除非长期摄入高碘食物才可能导致碘过量。

良好的饮食习惯，是对身体最好的呵护

三餐按时定量

对于人体来说，一日三餐为正常发育和健康提供了足够的热量和营养物质。所以建议大家一日三餐要按时定量，这样才能使身体有规律地工作和休息，增强对食物的消化吸收，使肠胃功能保持良好状态，进而减少甲状腺疾病的发生。

一日三餐的比例为 3 : 4 : 3

中国营养学会建议一日三餐的比例分配是早餐占全天总热量的30%，午餐占全天总热量的40%，晚餐占全天总热量的30%。

早餐要营养充足，午餐要吃好，晚餐要适量

一顿完美的早餐应该包括以下四类食物：谷豆类、蔬果类、肉蛋类和奶类。同时，还要做到粗细、干稀、软硬搭配，这样才能保证营养的均衡。

午餐在一天当中起着承上启下的作用。营养丰富的午餐可使人精力充沛，提高学习、工作效率。如果长期对午餐不重视，就会影响肠胃消化功能，导致早衰、胆固醇增高、肥胖，对甲状腺疾病恢复也不利。

晚餐和次日早餐间隔时间较长，所提供的热量要满足晚间活动和夜间睡眠所需，所以晚餐在一天中也是很重要的。不少人由于白天忙于工作、学习，晚餐非常丰富，导致吃得过饱，这样就会延长消化时间，加重消化系统的负担，甚至导致肠胃功能失调。所以，晚餐一定要适量，以低脂、易消化的食物为宜。

放慢生活，给自己减减压

压力是诱发疾病的一大因素。压力多数有两种来源，一种工作压力，一种心理压力。而工作压力的增加会导致心理压力的升级，二者形成恶性循环，给身体带来巨大的伤害。

面对压力，要学会看轻、看淡。压力是一种心理反应，越惧怕它，它就会越强大。此外，还要学会调整自己的心理状态，这也有利于减轻心理压力。

减轻心理压力的方法

1	培养兴趣爱好	可以通过培养一些兴趣爱好，放松心情。这有利于重拾生活、工作的信心。

2	学会合作	每个人的能力是有限的，当遇到巨大的工作量或者困难时，可以学会和同事协作，或向同事寻求帮助。这样能达到事半功倍的效果。
3	学会劳逸结合	在工作一段时间后，要适当停下来休息一会儿，或听听音乐，或闭目养神。这样既有利于体力的恢复，也有利于提高工作效率。
4	积极参加锻炼	当感觉压力过大时，可以考虑爬山、打球等。这些都有利于放松身心。

当然，大家不要误以为减压就是放弃对生活、工作的认真态度，其实，这是更加积极主动地改变自己的心态，从而更加乐观地面对工作、生活的一种方式。可以通过上述的减压方式，让身心更加健康。

专家提醒
"慢"是种生活方式

"慢"包括很多，如慢运动、慢旅游等，它们的核心在于让人们回归自然的生活方式，让长期紧绷的神经得到放松，排除压力和困扰。这是对身心的一种减压，对甲状腺也有益。

每天都要快快乐乐，甲状腺功能更佳

人有很多种情绪，而且情绪和甲状腺有着密切的关系。一旦情绪变化大，就会影响甲状腺的健康。

现在生活节奏快，工作和生活压力越来越大，很容易产生焦虑、忧愁的情绪，加上饮食不规律，很容易影响甲状腺功能，甚至患上甲状腺疾病。

基于此，在工作和生活中遇到什么问题，请尽量保持平和的心态，不能过于焦虑，也不能一味地生闷气。这样，身体就放松下来了，自然就健康了。

PART 2

牵之动全身，控碘很关键

人体的碘从何而来

甲状腺有超级聚碘能力

碘是人体制造甲状腺激素的主要原料，而甲状腺是碘代谢的主要场所，也是合成甲状腺激素的唯一腺体，对碘有摄取、聚集的能力。虽然唾液腺、乳腺、生殖腺、胃黏膜等器官组织也能聚集碘，但是甲状腺聚集碘的能力最强，含碘量最多，是人体最大的碘库。

碘主要来自食物

人体主要从食物和水中摄取碘，其中 80%～90% 来自食物，10%～20% 来自饮水。碘广泛存在于自然界的土壤和水中，植物从土壤和水中吸收碘，使碘初步聚集在植物中；动物主要以植物为食，又让碘进一步聚集在动物体中；人以动植物为食，从中获取碘。由此可见，动物性食物中含碘量通常高于植物性食物，其中蛋类食物含碘量又高于肉类。海水中含碘量较高，所以海产品的含碘量高于非海洋性食物。

富含碘的海产品中海带含碘量最高，干海带能达到 36240 微克 /100 克，紫菜的含碘量也很高，达到 4323 微克 /100 克。

鱼虾贝类（每 100 克含碘量）

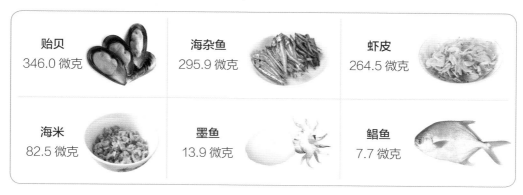

贻贝
346.0 微克

海杂鱼
295.9 微克

虾皮
264.5 微克

海米
82.5 微克

墨鱼
13.9 微克

鲳鱼
7.7 微克

蛋奶类（每100克含碘量）

鹌鹑蛋 37.6 微克	鸡蛋 27.2 微克	松花蛋 6.8 微克
鸭蛋 5.0 微克	牛奶 1.9 微克	酸奶 0.9 微克

禽畜肉类（每100克含碘量）

 肉松 37.7 微克	卤羊肝 19.1 微克	卤猪肝 16.4 微克	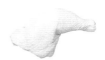 鸡肉 12.4 微克
牛肉（瘦）10.4 微克	羊肉（瘦）7.7 微克	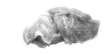 猪肉（瘦）1.7 微克	鸡肝 1.3 微克

菌藻类（每100克含碘量）

干海带 36240.0 微克	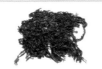 紫菜 4323.0 微克	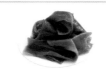 鲜海带 113.9 微克	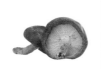 香菇 2.1 微克

坚果类（每100克含碘量）

松子仁 12.3 微克	核桃 10.4 微克	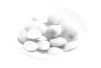 生杏仁 8.4 微克	花生米 2.7 微克

谷薯类（每 100 克含碘量）

面粉 2.9 微克	大米 2.3 微克	土豆 1.2 微克

豆类（每 100 克含碘量）

黄豆 9.7 微克	红豆 7.8 微克	豆腐 7.7 微克

蔬菜类（每 100 克含碘量）

小白菜 10.0 微克	柿子椒 9.6 微克 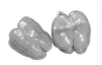	番茄 2.5 微克 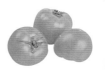
洋葱 1.2 微克	茄子 1.1 微克 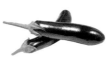	黄瓜 0.2 微克 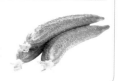

水果类（每 100 克含碘量）

柿子 6.3 微克	橘子 5.3 微克	菠萝 4.1 微克 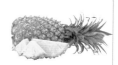
香蕉 2.5 微克	橙子 0.9 微克	梨 0.7 微克

看看你每天需要吃多少碘

不同人群的碘摄入量标准

因为地域、种族、身高、体重等差异，人体对碘的生理需求量也是有差别的。因此，对于科学的食碘标准，我国的推荐摄入量和世界卫生组织推荐的摄入量也略有差别。

我国不同人群的碘推荐摄入量标准

1~10 岁儿童	11~13 岁儿童	14~18 岁及成人	孕期女性	哺乳期女性
90 微克 / 天	110 微克 / 天	120 微克 / 天	230 微克 / 天	240 微克 / 天

注：数据来源《中国居民膳食营养素参考摄入量 2013》

世界卫生组织推荐的不同人群的碘摄入量标准

0~5 岁儿童	6~12 岁儿童	12 岁以上儿童及成人	孕期和哺乳期女性
90 微克 / 天	120 微克 / 天	150 微克 / 天	250 微克 / 天

尿碘是判断吃碘多少最敏感的指标

碘参与了甲状腺激素的合成，甲状腺激素发挥作用后又会释放出碘，所以正常情况下人体排出的碘可以看作是摄入的碘。每天摄入的碘约 90% 随尿液排出，约 10% 随粪便排出，还有极少量随汗液排出。碘在人体中是处于一个动态平衡的状态，吃的碘多尿碘就多，吃的碘少尿碘就少，因此尿碘是判断吃碘多少最敏感的指标。

要不要吃碘盐

现在市面上有各种类型的盐，到底要怎么选择呢？最基本的标准是按照碘含量的多少，食盐主要分为碘盐、低碘盐、无碘盐三类。大部分健康人群和一部分甲状腺疾病患者正常食用碘盐就可以，是否需要低碘盐或无碘盐可以根据医嘱选择。

碘盐

普通碘盐，一般情况每 100 克盐约含 2250 微克碘。按照我国《食用盐碘含量》的国家标准，1 克盐中含有 20 微克、25 微克、30 微克碘三档水平，但是不同地区碘盐的含碘量可能会稍有区别。所以，在普通碘盐的营养成分表上也会出现每100 克盐中含有 2500 微克碘。

营养成分表

项目	每 100 克（g）	NRV%
能量	0 千焦（kJ）	0%
蛋白质	0 克（g）	0%
脂肪	0 克（g）	0%
碳水化合物	0 克（g）	0%
钠	38962 毫克（mg）	1948%
碘	2250.0 微克（μg）	1667%

低碘盐

低碘盐的包装上也会标出"低碘盐"三个字，每 100 克盐中含有 2000 微克碘，比普通碘盐含碘量略低，低碘饮食不等于无碘饮食。是否需要食用低碘盐也应遵医嘱，不能擅自决定。一般桥本甲状腺炎（包括伴甲减）等部分甲状腺疾病患者应食用低碘盐。

营养成分表

项目	每100克（g）	NRV%
能量	0 千焦（kJ）	0%
蛋白质	0 克（g）	0%
脂肪	0 克（g）	0%
碳水化合物	0 克（g）	0%
钠	37300 毫克（mg）	1865%
碘	2000.0 微克（μg）	1333%

无碘盐

无碘盐的包装上会特别标出"无碘盐"三个字以示提醒，而且在营养成分表上也没有碘，都说明此盐的碘含量是零。是否食用无碘盐需要遵医嘱，并不是只要患有甲状腺疾病就可以自行决定食用无碘盐，一般甲亢、甲状腺癌术后放射碘131治疗前、甲状腺结节合并甲亢等甲状腺疾病患者应食用无碘盐。

营养成分表

项目	每100克（g）	NRV%
能量	0 千焦（kJ）	0%
蛋白质	0 克（g）	0%
脂肪	0 克（g）	0%
碳水化合物	0 克（g）	0%
钠	39298 毫克（mg）	1965%

低钠盐

除了碘盐，在超市还能看到很多食盐的包装上标有"低钠盐""加锌盐""加铁盐""加钙盐"等其他类型的盐，这些盐中的含碘量跟普通碘盐相同，健康人群不用在这些盐上太过纠结，肾病、高血压患者可以选择低钠盐，甲状腺疾病患者还是要根据碘含量选择。

营养成分表

项目	每100克（g）	NRV%
能量	0 千焦（kJ）	0%
蛋白质	0 克（g）	0%
脂肪	0 克（g）	0%
碳水化合物	0 克（g）	0%
钠	31189 毫克（mg）	1559%
碘	2500.0 微克（μg）	1667%
钾	10383 毫克（mg）	519%

其他盐

另外，还可以看到一些标注"健康平衡盐""海盐""湖盐"等字眼的食用盐。健康平衡盐是综合了碘盐、低钠盐、加锌盐、加硒盐等特性，把碘、钾、锌、硒等人体必需的元素调和在一起，而海盐、湖盐、竹盐等是指盐的出处，不属于低碘盐或者是无碘盐，含碘量跟普通碘盐一样。

健康连线

甲状腺疾病患者不一定要食用低碘盐或无碘盐

大部分健康人群和一部分甲状腺疾病患者并不需要食用低碘盐或无碘盐，甲亢患者、部分甲状腺肿瘤患者可以根据医嘱食用低碘盐或者无碘盐。

另外，看到"海盐""湖盐""竹盐"等标注的食用盐，是指盐的出处，跟含碘量无关。

适碘、低碘、限碘，明明白白不出错

适碘饮食：正常饮食即可

适碘饮食，只要做到正常吃饭即可，每天按照健康标准摄入盐——每人每天食盐量不超过 6 克，加上均衡饮食，不要长期大量食用含碘高的食物（海带、紫菜等），基本就能满足每天碘的适量摄入。

适用于健康人群和甲状腺功能正常的单纯甲状腺结节患者。

低碘饮食：碘摄入量控制在每日 120 微克以内

简单来说就是比正常碘推荐量少一点，即每天摄入量小于 120 微克。

适用于桥本甲状腺炎或桥本甲状腺炎伴甲减患者。

如何把握碘的摄入量呢？参考碘盐就可以：

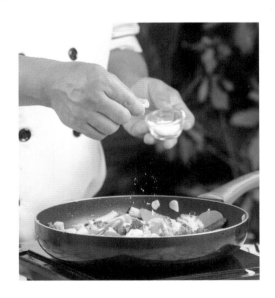

- 食用碘盐，不要再食用海带、紫菜、海苔、虾、海杂鱼等含碘高的海产品，避免含盐的加工食品。
- 食用无碘盐，可以不用严格控制海产品，但要适量。

限碘饮食：做到"4个不"，高碘不能沾

"限碘"从字面意义看就是限制富碘食物，尽量做到"4个不"，高碘的食物一定不能沾。

适用于甲亢、甲状腺结节伴甲亢、各种甲状腺炎伴甲亢、需要进行放射碘131治疗的甲状腺癌患者。

1 不吃碘盐

买盐时先看成分表，没有"碘"这一项就是无碘盐，外包装上也会标注"无碘盐"，要认准。

2 不吃含碘的营养保健品

一些复合维生素、微量元素等营养保健品中都可能含碘，吃之前要先看清成分表。

3 不吃海产品

海带、紫菜、海苔、海杂鱼等含碘量高的海产品就不要吃了，选择含碘量相对低的淡水鱼，但要适量食用。

4 不吃添加了碘盐的加工食物

咸菜、泡菜、火腿、豆干、薯片、面包、饼干等，基本上腌制食品、加工食品、各种零食糕点都应避免食用。如果条件允许，这些食物可以自己动手做不添加碘盐的。

你知道吗？
这些营养素对甲状腺很重要

碘　合成甲状腺激素的重要原料

> **推荐摄入量：** 每天摄入 120 微克 ≈ 每天摄入碘盐 6 克，基本满足一天需求

对甲状腺的好处

人体的甲状腺可以聚集碘元素，并且将碘合成甲状腺激素，因此碘是合成甲状腺激素的重要原料。碘摄入过多或过少都会对甲状腺造成损害，如高碘引发甲亢，碘缺乏引发甲减等。所以，适宜而充足地摄入碘，是保证甲状腺功能正常的必要条件。

其他保健功效

- 促进生长发育
- 帮助大脑发育和功能健全
- 防治胎儿先天畸形
- 减少围产期胎儿死亡率

健康饮食指导

1. 避免长期大量摄入含抗甲状腺因子的食物，如十字花科植物中的萝卜、甘蓝、菜花，其含有的 β - 硫代葡萄糖苷会干扰甲状腺对碘的吸收利用，导致碘缺乏，引起代偿性甲状腺肿。

2. 桥本甲状腺炎，甲状腺结节伴甲亢，各种甲状腺炎伴甲亢，需要放射碘131 治疗的甲状腺癌患者不宜再补碘。

补充搭配小常识

☒ 皂角苷 + 碘 = 阻碍碘的吸收

最佳食物来源

（每 100 克可食部含量）

食物	含量（微克）
干海带	36240
紫菜	4323
碘盐	2250
贻贝	346
虾皮	264.5
鲜海带	113.9
海米	82.5
鹌鹑蛋	37.6

钙　稳定身体重要生理功能

推荐摄入量： 每天摄入 800 毫克 ≈ 300 克牛奶 +30 克黑豆 +200 克口蘑

对甲状腺的好处

钙是人体含量最多的矿物质元素，参与激素的分泌，维持身体各种生理功能。特别是骨骼和心血管系统的健康。如果饮食中钙摄入不足，会导致甲状旁腺紊乱，引发多种疾病。

对于甲亢引起的骨质疏松，在饮食中要保证充足的钙，以防止骨钙的继续丢失。

其他保健功效

- 坚固骨骼和牙齿。
- 调节细胞和毛细血管的通透性。
- 维持肌肉神经的正常兴奋性。
- 促进体内多种酶的活动。

健康饮食指导

1. 日常吃精米精面较多者，可用牛奶取代水，在制作精米精面时可以按照 3：1 或者 4：1 的比例掺入一些豆类或粗粮。

2. 平时多吃小鱼小虾，吃的时候可将骨头和皮壳吃下去，这样补钙效果会更好。

补充搭配小常识

- ☑ 维生素 D+ 钙 = 促进钙的吸收
- ☑ 优质蛋白质 + 钙 = 有助于钙的吸收
- ☒ 可乐 + 钙 = 阻碍钙的吸收和利用

最佳食物来源

（每 100 克可食部含量）

食物	含量（毫克）
虾皮	991
黑芝麻	780
白芝麻	620
泥鳅	299
芥菜	294
河蚌	248
萝卜缨	238
黑豆	234
口蘑	169
牛奶	104

镁　影响甲状旁腺的分泌

推荐摄入量： 每天摄入 330 毫克 ≈ 100 克苋菜 +50 克口蘑 +100 克黑米

对甲状腺的好处

镁是身体中多种酶的激活剂，参与许多代谢过程，如果镁的摄入量异常，就会影响身体正常的新陈代谢。镁在体内与钙、碘的吸收有拮抗作用，体内血镁含量过高，会抑制甲状旁腺激素的分泌，也会影响甲状腺正常分泌甲状腺激素。因此，保证身体镁的足量摄入有助于维持甲状腺健康。

其他保健功效

- 维持神经和肌肉的正常功能。
- 稳定血压。
- 对心脏活动具有重要的调节作用，有利于心脏的舒张与休息。
- 防治神经性肠胃病。

健康饮食指导

镁在绿叶蔬菜中含量丰富，粗粮、坚果等含量也很丰富，而精制食品、加工食品中的镁含量一般较低，长期以精制食品为主的人要注意补充镁。

补充搭配小常识

☑ 氨基酸 + 镁 = 促进镁的吸收
☑ B 族维生素 + 镁 = 有利于 B 族维生素的吸收

最佳食物来源

（每 100 克可食部含量）

食物	含量（毫克）
荞麦	258
黄豆	199
口蘑	167
大麦	158
黑米	147
香菇（干）	147
海蜇皮	124
苋菜	119

硒　适量补硒可以预防甲状腺疾病

推荐摄入量： 每天摄入 60 微克 ≈ 50 克鹌鹑蛋 +200 克腐竹 +250 克白菜

对甲状腺的好处

甲状腺细胞内存在两种脱碘酶，硒作为其重要的组成元素，间接影响 T3 合成，如果硒水平异常，将造成甲状腺功能失调，引发不同类型的甲状腺疾病。因此，适量补硒有助于防治甲状腺疾病。

其他保健功效

- 保护心血管，维护心肌健康。
- 提高免疫力。
- 促进葡萄糖运转，平稳血糖。
- 促进生长，维持正常生殖功能。

健康饮食指导

一般来讲，高蛋白食物中含硒量大于低蛋白食物，尤以海产品、蛋类和肉类中含量为多，日常饮食中可以有针对性地进行补充。

补充搭配小常识

☑ 维生素 E+ 硒 = 抗衰老，预防癌症与心脏病

☑ 维生素 A+ 硒 = 有助于人体吸收硒

最佳食物来源

（每 100 克可食部含量）

食物	含量（微克）
牡蛎	86.64
干贝	76.35
鹅蛋	27.24
鹌鹑蛋	25.48
白菜	14.50
腐竹	6.65
牛肉	6.45
芋头	1.45

维生素 A　帮助减少甲状腺肿的发生

> **推荐摄入量：** 成年男性每天摄入 800 微克；成年女性每天摄入 700 微克
>
> 700~800 微克维生素 A ≈ 100 克鸡肉 +50 克菠菜 + 50 克胡萝卜

对甲状腺的好处

碘缺乏会引起多种甲状腺疾病，但是碘缺乏并不是唯一原因，维生素的缺乏也会引起甲状腺疾病。研究显示，维生素 A 缺乏可能会引起甲状腺球蛋白的糖基化发生障碍，使甲状腺激素合成减少，导致甲状腺肿。因此，摄入充足的维生素 A 有助于减少甲状腺肿的发生。

其他保健功效

- 维持正常视觉功能，预防夜盲症及视力减退。
- 调节上皮组织细胞的生长。
- 维持骨骼正常生长发育。
- 促进生长与生殖。

健康饮食指导

1. 维生素 A 属于脂溶性物质，即可溶解在脂肪里，因此食物用食用油烹饪，或与肉类一起烹饪，有助于维生素 A 的吸收利用。

2. β – 胡萝卜素进入人体后可转化成维生素 A，因此在饮食中，除了进食富含维生素 A 的动物性食物外，还要适当食用富含 β – 胡萝卜素的蔬菜、水果等。

补充搭配小常识

☑ 脂肪 + 维生素 A= 促进维生素 A 的吸收和利用

最佳食物来源

（每 100 克可食部含量）

食物	含量（微克）
羊肝	20972
鸡肝	10414
猪肝	4972
胡萝卜	668 β – 胡萝卜素（4010）
菠菜	575 β – 胡萝卜素（3590）
鸡蛋	438
鸡肉	48

维生素 C 抗氧化，辅助缓解甲亢症状

推荐摄入量： 每天摄入 100 毫克 ≈ 70 克猕猴桃 +50 克菜花 +50 克苦瓜

对甲状腺的好处

患有甲亢时身体代谢加速，营养消耗过多，容易出现营养不良性贫血，而维生素 C 有助于促进铁吸收。因此，甲亢患者补充维生素 C 有助于改善贫血、抗氧化，辅助治疗甲状腺疾病。

其他保健功效

- 预防感冒。
- 消除压力，缓解疲劳。
- 降低血清胆固醇，预防动脉粥样硬化。
- 抗氧化，预防癌症。

健康饮食指导

1. 维生素 C 是水溶性维生素，并且不耐高温，因此在烹饪蔬菜时要现做现洗，现洗现切，并且用大火快炒，以避免维生素 C 流失。

2. 维生素 C 广泛存在于新鲜的蔬菜、水果中，每天喝一杯蔬果汁可以获取丰富的维生素 C，比如苹果、梨、猕猴桃、彩椒等都是很好的打汁原料。

补充搭配小常识

- ☑ 维生素 E+ 维生素 C= 护肤，缓解压力
- ☑ 蛋白质 + 维生素 C= 抗压，美肤，防黑斑

最佳食物来源

（每100克可食部含量）

食物	含量（毫克）
芥菜	72
猕猴桃	62
菜花	61
苦瓜	56
山楂	53
草莓	47
芦笋	45
苋菜	30

甲状腺疾病高发除了碘，还与钠有关

钠有助于平衡人体中的水分，但是高钠饮食会影响碘的吸收，增加甲减黏液性水肿的发生，也会引起高血压。避免高钠饮食首先要控制盐的摄入——每人每天食盐不超过6克，包括调料、点心等中的隐形盐。购买食物的时候要注意看营养成分表，其中明确标明了钠含量，这一项要重点关注。也可以根据1克钠约等于2.5克盐的换算公式，计算出吃进去了多少盐。

常见高钠食物（每100克可食部含量）

	食物名称	钠（毫克）	相当于盐含量（克）
零食	红薯干	1287.4	3.22
	方便面	1144.0	2.86
	怪味胡豆	1102.1	2.76
	九制梅肉	958.0	2.40
	山核桃（熟）	855.5	2.14
	开心果（熟）	756.4	1.89
	紫菜（干）	710.5	1.78
	龙虾片	639.5	1.60
	蚕豆（炸）	547.9	1.37
	春卷（素馅）	535.8	1.34
	薯片（烧烤味）	508.6	1.27
肉、奶类	海参（干）	4968	12.42
	扒鸡	1000.7	2.50
	奶酪（干酪）	584.6	1.46
调味品	鸡精	18864.4	47.16
	辣椒酱	8027.6	20.07
	番茄沙司	1046.8	2.62

8 个症状提醒你应该做个甲状腺检查了

症状 1 情绪异常

甲状腺激素分泌异常会影响一个人的情绪，分泌过少容易导致情绪低落或抑郁；分泌过多容易导致易怒、烦躁或焦虑。

症状 2 睡眠异常

如果出现每天都很想睡觉，但感觉怎么睡都睡不够，就要敲响警钟了，有可能是甲状腺激素分泌不足引起的。如果甲状腺激素分泌过多，则容易导致睡不着或睡眠时间变短。

症状 3 反应力异常

甲状腺激素分泌过多，会让人难以集中注意力；甲状腺激素分泌过少，则会让人健忘、反应迟钝。

症状 4 心跳异常

感觉心脏要从胸腔里跳出来或者感觉心跳好像漏跳几拍，有可能是甲状腺激素过多引起的心悸。

症状 5 出汗异常

甲状腺激素分泌增多，会让皮肤变得潮湿、多汗；而甲状腺分泌减少会导致汗液、皮脂分泌减少，导致皮肤干燥、粗糙，指甲脆，头发枯黄、干燥等。

症状 6 体重异常

如果发现在饮食和运动习惯都没有改变的情况下，体重却骤增或骤减，可能是甲状腺出了问题。如果甲状腺激素分泌过少，体重会明显增加；反之，体重会明显减轻。

症状 7 食欲异常

甲状腺激素过少会影响味觉和嗅觉，感觉吃到的食物怪怪的，会影响食欲。甲状腺激素过多会导致食欲大增，能吃但长不胖。

症状 8 脖子外形异常

如果脖子看起来变粗，就要警惕是不是甲状腺肿大，严重时还会影响发声、吞咽和呼吸。

PART 3

防治甲状腺结节，
别急着动"刀"

甲状腺结节面面观

甲状腺结节有良性和恶性之分

甲状腺结节是指由各种原因导致的甲状腺内出现一个或多个组织结构异常的团块，做吞咽动作时会随着甲状腺上下移动。甲状腺结节有单发的也有多发的，多发结节比单发结节的发病率高，而单发结节甲状腺癌的发生率较高，但是总体来看，良性结节占绝大多数。

实际上 85%～95% 的甲状腺结节都是良性的，既不需要用药也不需要手术，但是如果在体检中发现结节，还是建议进一步确诊以排除恶性可能，这样更放心。

甲状腺结节的诱因

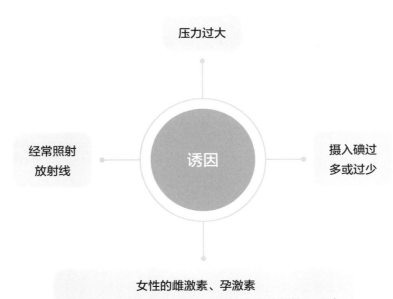

压力过大

经常照射
放射线

诱因

摄入碘过
多或过少

女性的雌激素、孕激素
（因为雌、孕激素的关系，发病率男女比例约 1 : 4）

甲状腺结节的检查

彩超检查

医生用手触摸甲状腺能识别出 1 厘米以上的结节，但是彩超检查可以无死角地观察到甲状腺，能识别出 1 毫米的结节，有助于医生更准确地判断结节的良恶性。彩超检查是必做的。

抽血做甲状腺功能检查

查促甲状腺激素（TSH）也是必做的检查。大部分人的 TSH 都正常。如果 TSH 偏高，检查是否有桥本甲状腺炎；如果 TSH 偏低，检查是否有甲亢。

穿刺活检

穿刺活检是用针扎进甲状腺提取活样再做检测，多用来确诊良恶性结节。但也不是百分之百准确，因为如果恰好穿刺在良性组织上，那么恶性组织就成了漏网之鱼。穿刺活检可以选做。

甲状腺同位素扫描

可以选做。同位素扫描如果显示"热结节"，那癌变的可能性较小。

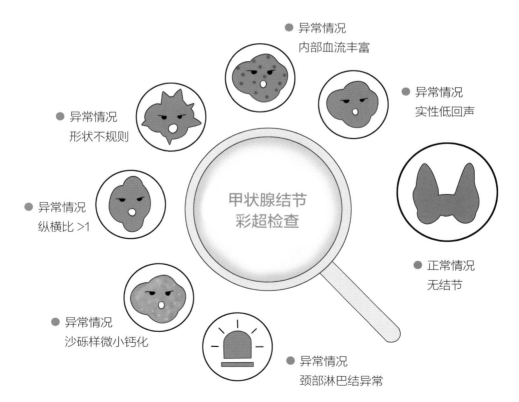

甲状腺结节分为热、温、冷

甲状腺结节检查报告中常会出现"热结节""冷结节"等名词，这是扫描检查甲状腺时，根据显影剂在甲状腺结节内的不同显示情况，可分为热结节、温结节、冷结节，这些不同显影状态和程度有助于医生更好地诊断甲状腺结节的病因和性质。

正常甲状腺显像

甲状腺双叶呈蝴蝶状，双叶内放射性分布均匀。

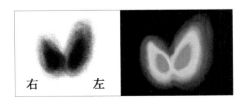

出现热结节的甲状腺

热结节是结节的放射性显影高于周围的甲状腺组织。从图中可以看出甲状腺双叶失去正常形态，显影剂在甲状腺结节内显影浓密，右叶是一个类似圆形的放射性分布浓集区，左叶轮廓不清晰，放射性分布稀疏。提示多为良性，一般不会癌变。

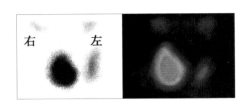

出现温结节的甲状腺

温结节的放射性显影与周围甲状腺组织的显影相同。从图中可以看出显影剂在甲状腺结节内的显影与周围正常的甲状腺组织一样，左叶位置放射性分布与周围甲状腺组织相近，没有稀疏区。提示多为桥本甲状腺炎、亚急性甲状腺炎恢复期、甲状腺良性肿瘤。

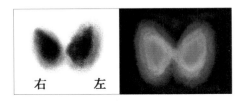

出现冷结节的甲状腺

冷结节基本没有放射性显影。从图中可以看出显影剂在甲状腺结节内的显影比周围正常的甲状腺组织要弱，右叶中间部分放射性分布缺失。提示多为甲状腺癌、甲状腺囊肿、甲状腺腺瘤出血或囊变、亚急性甲状腺炎急性期等。虽然在冷结节中甲状腺癌占5%～10%，但并不是说冷结节就等于甲状腺癌。

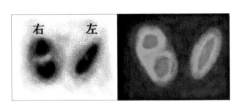

甲状腺结节确实会癌变

对于甲状腺结节的发生原因，目前并没有非常明确的结论。很多人一生可能都会与甲状腺结节相伴。

现在人们通常是在体检时，发现自己有甲状腺结节。一看到有结节，心里就会感到恐惧，担心它会癌变。其实，甲状腺结节非常常见，不用太过恐慌。

人们始终对甲状腺结节怀有恐惧，主要是害怕甲状腺结节发展成甲状腺癌。那么甲状腺结节真的会癌变吗？

对于甲状腺结节，最重要的就是判定结节是良性的还是恶性的。

良性的甲状腺结节，除非直径过大，影响外观或产生压迫症状，通常都无须治疗，不用过度担心。研究表明，甲状腺癌和甲状腺良性结节具有各自独立的"生长树"，甲状腺癌与良性结节没有直接关系。也就是说，对于确诊为良性的甲状腺结节，没必要担心其会癌变。但是恶性结节的确癌变的可能性很高。

··· **专家提醒**
得了甲状腺结节，癌变概率有多大

大部分甲状腺结节都是良性的，其中有 5%～15% 可能成为甲状腺癌。甲状腺结节如果有下列情况，要警惕甲状腺癌的可能：

1. 短期内突然增大。

2. 产生压迫症状，如出现声音嘶哑或呼吸困难。

3. 肿块质地硬，表面粗糙不平。

4. 肿块不随吞咽上下活动。

5. 颈部淋巴结肿大。

甲状腺结节也分"三六九等"

甲状腺结节大部分都是良性的，对身体影响不大，但是它不是单纯的一种疾病，而是一类疾病的统称，所以需要分清不同类型。

1 甲状腺炎性结节

由桥本甲状腺炎、亚急性甲状腺炎等甲状腺炎导致的结节，属于良性病变，这种炎性结节可能伴有甲亢或甲减。

2 结节性甲状腺肿

主要是由甲状腺长期慢性增生所致，大部分属于良性病变，但个别也有恶性情况。结节性甲状腺肿可能会伴有甲亢。

3 甲状腺囊性病变

简单说就是甲状腺里长了一个泡，属于良性。

4 甲状腺腺瘤

甲状腺腺体过度生长形成的一种肿瘤，虽然名为"瘤"，但大多属于良性。

5 甲状腺恶性肿瘤

甲状腺结节的恶性病变，有一小部分可能伴有甲亢。

不同结节，不同处理

　　甲状腺长了结节是否需要药物等治疗呢？我们首先要确定结节的性质，根据良恶性采取不同的处理手段。

良性小结节的处理

　　大小：直径小于 1 厘米。

　　B 超显示：形态规则，边界清晰，无细小钙化等。

　　甲状腺功能：正常。

　　大多数甲状腺结节都属于良性小结节，提醒你要注意身体了，但无须用药、无须手术，继续观察，6~12 个月复查一次。必要时可做甲状腺穿刺活检。

激进的良性结节的处理

　　大小：患者脖子粗大，结节大，压迫器官和周围组织，影响生活质量。

　　甲状腺功能：合并甲减或甲亢，炎症反复发作。

　　良性结节如果比较激进，患者出现局部压迫症状，影响甲状腺功能时，这时需要遵医嘱进行治疗，如进行外科手术治疗。但是，不适宜手术治疗或手术治疗复发者可选择放射碘 131 治疗。

　　毕竟还属于良性范畴，不用太过担心和焦虑。但是，如果在良性期不注意防治，也会有 5%~15% 转为恶性，所以在良性期要注意观察，定期复查。

恶性结节的处理

　　B 超显示：结节是低回声，形态不规则，边界不清，内部多钙化，纵横比大于 1，生长迅速。

　　大部分甲状腺恶性肿瘤首选手术治疗，甲状腺癌的侵袭和转移比较缓慢，通过早期手术大多能被斩草除根。

　　如果是甲状腺未分化癌，由于恶性度极高，诊断时即已存在转移，单纯手术难以达到治疗目的，需要选用综合治疗的方法；而甲状腺淋巴瘤对放、化疗敏感，一旦确诊应选择放、化疗。

自我管理日记

甲功正常的结节要
"适碘"饮食，避免刺激

体内高碘或缺碘都可能会引起甲状腺结节，有甲状腺结节的人应注意碘摄入的量，是"限碘""低碘"还是"适碘"，要结合结节合并的症状选择。

如果仅表现有轻微甲状腺结节，无其他不适，甲功检查正常，则可以正常即"适碘"饮食，碘摄入量控制在每天 120 微克内。

适碘饮食，只要做到正常吃饭就可以，每天按照健康标准摄入盐——每人每天食盐量不超过 6 克，加上均衡饮食，不要长期大量食用含碘高的食物，如海带、紫菜、海苔、虾贝等，基本就能满足每天碘的适量摄入。

单纯的甲状腺结节，多数还可以通过改善饮食的方式进行调理，可以吃散结的食物，如土豆、红薯、丝瓜、芹菜等。此外，刺激性强的食物不要多吃，如辣椒、花椒、生蒜、生葱、韭菜等，避免加重不适症状。

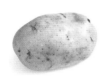 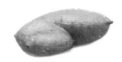 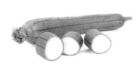 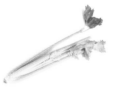

土豆
容易消化和吸收，有助于活血化瘀，还能起到消肿止痛的功效，对抑制甲状腺结节的增长有一定作用。

红薯
补中益气，消肿止痛。患有甲状腺结节的人平时可多吃一些红薯，有助于调节代谢。

丝瓜
有很好的活血通络的作用，被称为"天然的散结食物"。适量食用有助于抑制甲状腺结节的增长，起到软坚散结的作用。

芹菜
具有利尿消肿作用，可加速体内有害物质排出体外，起到散瘀化结的效果。

合并甲亢，需限碘

检查出甲状腺结节后一定要查下甲状腺功能，如甲状腺炎性结节、结节性甲状腺肿、甲状腺腺瘤等都可能伴有甲亢。如果出现甲亢症状，就需要严格限碘饮食，即食用无碘盐，不吃高碘海产品，还要尽量避免使用含碘药物。

同时，需要适量增加富含优质蛋白质食物的摄入，多喝水，补充甲亢带来的热量消耗，而且要禁食咖啡、浓茶等，避免加重甲亢带来的精神亢奋。

总之，就是在考虑不促发结节的情况下，按甲亢患者的饮食来要求自己。

十字花科食物如圆白菜、甘蓝、萝卜、菜花等，含有微量致甲状腺肿物质，建议伴有甲状腺肿的甲状腺结节患者少吃生的十字花科食物。这些食物经过烹饪、加热再食用，可以大大减少其中的致甲状腺肿物质。

典型案例

虚惊一场的甲状腺癌

蔡女士，36 岁。

蔡女士的一个同事最近被查出患了甲状腺癌，又听说甲状腺癌发病率其实也挺高的。碰巧她最近也总感觉脖子上似乎有个肿块，随着吞咽上下移动，上网一查好像是甲状腺癌的前兆，吓得赶紧去医院检查。经医生确诊只是普通的甲状腺结节，虚惊一场。

很多人摸到结节就害怕是肿瘤，一提到肿瘤就想到是癌症。实际上，85%~95% 的甲状腺结节都是良性的，既不需要用药也不用手术。甲状腺结节可能长年都没有不适感，只是在体检或检查其他疾病时偶然被发现，所以建议每年定期体检，有助于发现或排除甲状腺癌。

摄入抗压减压的食物

　　压力过大、焦虑、紧张等情绪都是引发甲状腺结节的导火索，所以建议平时多摄入一些抗压减压、舒缓心情的食物。

香蕉

　　香蕉含有维生素 B_6，能使人的心情变得愉快舒畅。香蕉中富含的钾有利于维持人体电解质平衡，使神经肌肉的兴奋性维持常态。所以，常吃香蕉可以缓解紧张情绪。

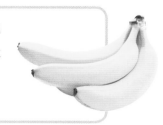

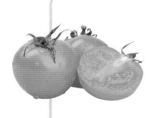

　　番茄含有的番茄红素是优质的抗氧化物，它能在压力产生时保护人体不受自由基伤害，减少疾病的发生。另外，人在承受较大心理压力时，身体会消耗更多的维生素 C，番茄含有的维生素 C 能及时补充身体消耗。

番茄

牛奶

　　牛奶富含钙、色氨酸，钙是天然的神经稳定剂，有稳定情绪的效果，而色氨酸有利于合成血清素，可促进睡眠、缓解疲劳。

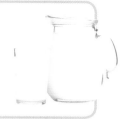

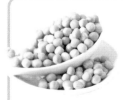

　　豌豆中含有的维生素 B_2 有助于提高抗压力，缓解疲劳。

豌豆

健康小厨房

香蕉土豆泥

材料╱香蕉 1 根，土豆 1 个。

调料╱蜂蜜 10 克。

做法

1 土豆洗净，蒸熟，去皮，捣成泥；香蕉去皮，取肉，碾成泥。

2 取碗，放入土豆泥和香蕉泥搅拌均匀，加蜂蜜搅拌均匀即可。

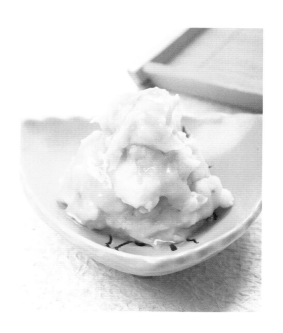

牛奶南瓜羹

材料╱牛奶 200 克，南瓜 100 克。

做法

1 南瓜去皮、去子，切成小块，上锅蒸熟，凉凉，捣成泥状。

2 将南瓜泥倒入小锅中，倒入牛奶搅拌均匀，小火烧开即可。

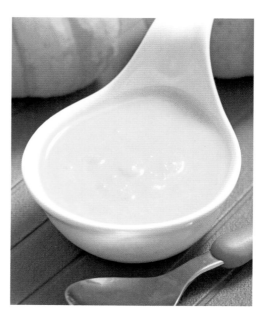

草菇炒番茄

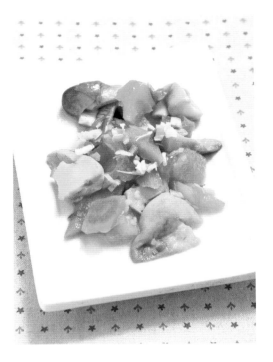

材料／番茄 200 克，草菇 150 克，柿子椒 50 克。

调料／料酒、白糖各 10 克，水淀粉 5 克，蒜末 8 克，盐 2 克。

做法

1 番茄洗净，去皮，切块；草菇洗净，切块，在沸水中焯熟；柿子椒洗净，去蒂和子，切片。

2 锅中油烧热，放入草菇块、料酒翻炒出香味，放番茄块、柿子椒片、蒜末翻炒至熟，加白糖、盐调味，用水淀粉勾芡即可。

豌豆牛肉粒

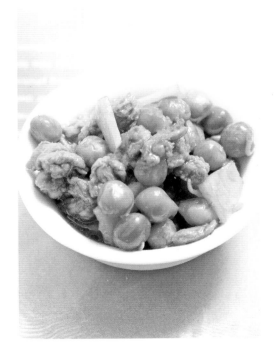

材料／豌豆粒 150 克，牛肉 200 克。

调料／蒜片、料酒、生抽各 10 克，水淀粉 30 克，鸡汤 40 克，盐 3 克，姜片、香油各 5 克。

做法

1 豌豆粒洗净，用沸水焯烫 30 秒，沥干；牛肉洗净，切粒，加入料酒、盐和水淀粉拌匀腌 15 分钟。

2 油锅烧热，爆香蒜片、姜片，倒入腌好的牛肉粒翻炒片刻，加入豌豆粒，调入生抽、鸡汤和水淀粉翻炒均匀，淋入香油即可。

每天改善一点点

每天 5 分钟小运动，储存健康

中医认为"怒则气上，喜则气缓，悲则气消，恐则气下，惊则气乱，思则气结"，因此有"百病生于气"的说法。也就是说开心、喜悦的良好情绪有助于养生保健和健康长寿。一天之计在于晨，每天早晨抽出 5 分钟做几个简单小运动，运动量虽小，长期坚持却能让身体更健康。

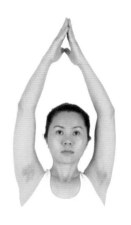

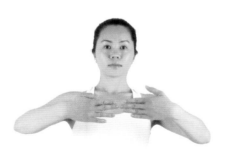

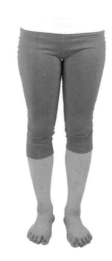

1 站立，双脚打开与肩同宽，收腹、夹紧臀部，双手在胸前呈抱球状，指尖微碰。注意，不要耸肩。

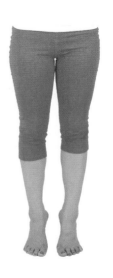

2 抬起脚跟，同时双臂向上伸展，双手逐渐合十，感觉从上到下身体绷紧成了一根线，站立 5 秒钟后放下脚跟。重复动作 10 次。

平时精神压力大？
多参加这些活动

焦虑、烦躁、纠结等各种情绪都是精神压力大的体现，长期处于压力下患甲状腺结节的概率会增加，而且对于已经患有甲状腺结节的人来说也不利于缓解病情。因此应安排一些有益于身心健康的活动来缓解压力，如慢跑、听广播、读书、参加社会公益活动等，都有助于保持良好的精神状态，有利于病情的好转。

垂钓缓解精神焦虑

垂钓可以让人情绪稳定。人在垂钓时，注意力相对集中，会自然而然忘记许多烦心事，保持平和舒畅的心境。并且，水边负氧离子丰富，再加上室外空气清新，这些外部环境也有利于让人心情平静。

慢跑增强身体素质

慢跑简便易行，不需要特殊的场地和器材，适合各个年龄段的朋友。养成良好的慢跑习惯，可以增强身体素质，防病抗病。

具体方法

速度：慢跑的速度通常为每分钟 100 ~ 120 米，可根据自己的身体状况，酌情加快或放慢。

时间：跑步的最佳时间在 16：00 ~ 18：00（也可根据自身情况安排）。

次数：开始每次 10 ~ 15 分钟，在一个月内逐步增至每次 30 分钟，每周 3 次。

注意事项

1. 慢跑时要选择平坦的路面。
2. 不要穿皮鞋或塑料鞋，在水泥路面慢跑最好穿厚底胶鞋。
3. 如果慢跑后出现食欲缺乏、疲乏倦怠、头晕心慌等情况，必须加以调整，或咨询医生。
4. 跑步速度不宜太快。慢跑时以不觉得难受，不喘粗气，不面红耳赤，能边跑边说话为宜。

培养良好的生活习惯

良好的生活环境有利于让人心情平静，对甲状腺结节的调节非常有益，因此在平时就要注意避免熬夜、吸烟等不良习惯。

避免熬夜

长期熬夜会让身体免疫功能失调，甲状腺疾病就会找上门。焦虑、紧张等情绪都是引发甲状腺结节的导火索，长期熬夜也会加重焦虑等情绪问题，因此熬夜与焦虑是一个恶性循环，最终让甲状腺受到伤害，容易促发甲状腺结节。所以，养成良好的作息习惯，是预防和缓解甲状腺结节的重要手段。

积极戒烟

烟草中含有的毒性物质会抑制碘的吸收，使身体内碘的浓度下降而导致甲状腺结节的发生。吸烟还会刺激甲状腺激素的转化，抑制外周脱碘酶活性，直接刺激垂体，使促甲状腺激素水平升高，导致甲状腺结节的发生。所以，不管是否患有甲状腺结节，为了身体健康都应该积极戒烟。

远离噪声

噪声对人体健康有着潜在威胁，噪声通过听觉器官传入大脑皮层自主神经中枢，久而久之就会引起人体自主神经调节功能紊乱，使人情绪压抑、烦躁、焦虑，增加甲状腺结节的发病率。因此，不管是生活环境还是工作环境，都应该保持安静、欢乐的氛围。

结节性甲状腺肿引起的这些并发症要警惕

单纯性甲状腺肿的后期有时会表现为结节性甲状腺肿。甲状腺肿开始是弥漫性、均匀的肿大，这时也称为弥漫性甲状腺肿，随着病程的延长，甲状腺在肿大的过程中会产生一个或多个结节。

缺碘、碘过量、摄入致甲状腺肿物质、家族遗传、先天性缺陷、自身免疫异常等都可能导致结节性甲状腺肿。结节性甲状腺肿有时可以摸到一个或者数个结节，但是没有痛感。如果肿大特别严重，压迫神经和气管，会出现喉部紧缩感、呼吸不畅、吞咽困难、一侧瞳孔变小、一侧眼球下陷、一侧眼睑下垂等表现。

结节性甲状腺肿引起的并发症

1. 结节内出血。表现为颈部突然出现肿块伴疼痛，增大的肿块在数周后变小。

2. 甲亢。

3. 甲状腺腺瘤，一般是良性肿瘤。

4. 少数结节会发生恶变，转为甲状腺滤泡癌或未分化癌。

结节性甲状腺肿的治疗方法

对于大多数结节性甲状腺肿患者来说，只要没有明显的压迫症状，不缺碘、未合并甲亢，医生更倾向于选择观察疗法，但要定期复查，根据病情调整治疗方案。

1 如果确定是缺碘导致的结节性甲状腺肿，可以口服碘化钾、复方碘溶液等补碘。

2 如果结节性甲状腺肿并发甲亢，可以用放射碘131治疗，但是孕妇禁用。但是有可能会导致永久性甲减，需终身服药治疗。

3 如果肿大明显压迫周围器官组织，或是药物治疗没有效果，怀疑结节恶变，才考虑手术治疗。

PART 4

应对甲状腺功能亢进，让兴奋的小家伙安静下来

甲状腺功能亢进面面观

大脖子病？甲亢没那么简单

很多人认为甲亢就是大脖子病。其实，大脖子和甲亢不能直接画等号。它们两个都是生活中常见的甲状腺疾病，但不一定是同一种疾病。大脖子有的时候是甲亢的一种症状表现，也可能是单纯性甲状腺肿大。虽然两者有很多相同之处，但也是存在区别的。

甲状腺功能亢进（简称"甲亢"）简单理解就是多种原因引起甲状腺合成或释放了过多的甲状腺激素，让甲状腺亢奋了。甲亢发病率比较高，每100～200人中就有一个甲亢患者。

甲状腺功能亢进的诱因

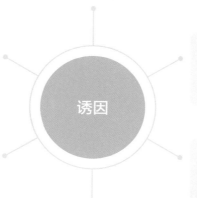

遗传因素
部分甲亢患者有甲亢家族史

精神因素
性格急躁，情绪不稳定，精神压力大，长期抑郁都可能诱发甲亢

感染因素
有些细菌、病毒会刺激甲状腺组织，诱发甲亢

诱因

性别和年龄因素
甲亢患者女性高于男性，中青年女性最容易发生甲亢

药物因素
长期服用含甲状腺激素药物者，会导致药源性甲亢

饮食环境因素
生活在富碘地区或者经常过多食用海产品等高碘食物

甲状腺功能亢进的临床表现

　　甲亢发病缓慢，一发病通常是全身多系统的症状，如果症状集中在某一系统，很容易与该系统的病症混淆而造成漏诊、误诊，所以要辨清甲亢的主要临床表现。

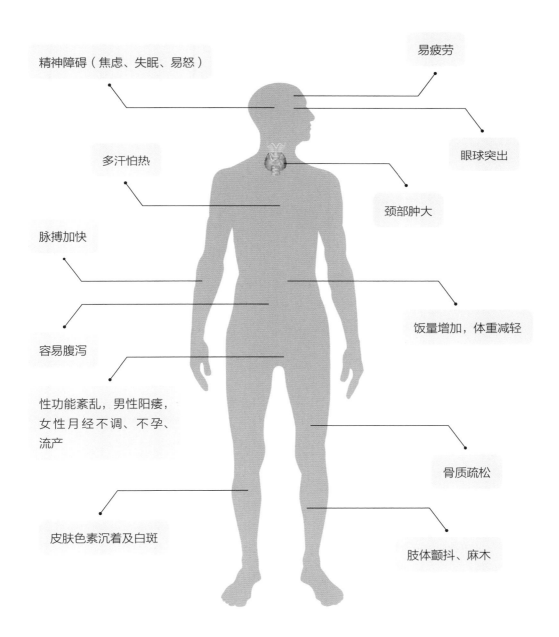

精神障碍（焦虑、失眠、易怒）

易疲劳

多汗怕热

眼球突出

颈部肿大

脉搏加快

饭量增加，体重减轻

容易腹泻

性功能紊乱，男性阳痿，女性月经不调、不孕、流产

骨质疏松

皮肤色素沉着及白斑

肢体颤抖、麻木

甲状腺功能亢进和糖尿病

王女士，32 岁。

王女士最近一段时间感觉自己饭量增加很多，但是又容易饿，体重也下降了，而且浑身没劲儿，经常口渴爱喝水，血糖也升高了。因为家里有糖尿病患者，她了解"多食善饥，口渴多饮，倦怠乏力，消瘦，血糖升高"是糖尿病的典型症状，觉得自己得了糖尿病，就去医院，想让医生给开降糖药。医生却让她检查甲状腺功能，最后确诊为甲状腺功能亢进（即甲亢），而不是她以为的糖尿病。

甲亢患者的症状有时很像糖尿病，也会表现为口渴多食，消瘦乏力，甚至血糖也会升高，如果没有出现明显的甲状腺肿大，很容易误判为糖尿病。如果患了甲亢，出现胰岛素抵抗，控制血糖能力下降，使血糖升高，则会诱发或者加重糖尿病。

甲状腺功能亢进的检查

甲亢只能通过血液检测诊断，检查单上最常见的就是：T3 ↑，FT3 ↑，T4 ↑，FT4 ↑，TSH ↓，TRAb 正常或↑。这是因为甲亢是由于甲状腺分泌 T3、T4 过多，所以 T3、FT3、T4、FT4 数值是升高的，到一定程度会抑制 TSH 的分泌，即 TSH 降低。也有部分甲亢患者只表现 T3、FT3 ↑，T4、FT4 正常，TSH ↓。

健康连线

抽血检测注意事项

1. 抽血检测前 1 周内如果正在使用其他药物，要尽量停药，如无法停药，要提前告诉医生，避免用药影响甲状腺功能。

2. 如果已经接受甲状腺疾病的药物治疗，不需要提前停药，抽血当天仍然可以正常用药。

3. 抽血当天虽然不需要空腹，但是要避免过度进食，且忌大量进食碳水化合物食物后抽血。

4. 如果抽血检查甲状腺功能的同时需要检查肝功能，此时需要空腹抽血，以免影响肝功能的检查结果。

亚临床甲亢不容忽视

亚临床甲亢是一种"将病还未病"的状态。

甲亢的早期阶段一般没有不舒服的感觉。但是需要提高警惕，避免发展成真正的甲亢。

一般只能通过甲状腺功能检查才能发现亚临床甲亢，所以定期体检时加入甲状腺检查很有必要。亚临床甲亢表现为 TSH 降低，T3、T4 都在正常范围。

亚临床甲亢常见于 4 种情况：

①	②	③	④
甲状腺炎早期，如桥本甲状腺炎、亚急性甲状腺炎等。	Graves 病、结节性毒性甲状腺肿。	服用胺碘酮、干扰素等药物。	甲状腺癌术后服用大剂量甲状腺素。

亚临床甲亢是否需要治疗，要根据年龄、病因、有无不适症状、TSH 的数值高低、是否怀孕等多种因素决定。一般年纪轻、无症状、TSH 降低不明显的亚临床甲亢无须治疗。亚临床甲亢的诊断必须由专业的内分泌科医生做出。

> **专家提醒**
> **妊娠期 Graves 病**
>
> 病理性所致的妊娠期甲亢，最常见的是弥漫性毒性甲状腺肿（即 Graves 病），在孕妇中发病率相当高，若不及时处理，会对孕妇、胎儿造成严重不良影响，因此需要用药治疗。
>
> 本病特征表现为：
>
> 1. 合并眼部症状，如浸润性突眼。
> 2. 存在弥漫性甲状腺肿，伴局部血管杂音和震颤。
> 3. 甲状腺自身抗体阳性，特别是 TRAb，其敏感度高达 95%、特异度 99%。

当心急性并发症——甲亢危象

病情严重的甲亢患者没有给予治疗或治疗不充分，会在某些应激因素下导致病情突然恶化，出现高热、心动过速、意识混乱、神志恍惚、昏迷等，从而危及生命安全，这是甲亢最严重的急性并发症——甲亢危象。

怎么发现甲亢危象

甲亢危象先兆

- 原有甲亢症状突然加重。
- 发热，体温 38～39℃。
- 心慌，心跳明显加快。
- 烦躁不安，食欲减退。
- 恶心呕吐或腹泻。
- 乏力，多汗。

甲亢危象表现

- 高热或超高热。
- 大汗淋漓。
- 心动过速，一分钟内心跳超过 140 次。
- 烦躁，焦虑不安。
- 意识混乱，神志恍惚。
- 恶心、呕吐，腹泻。
- 心力衰竭。
- 昏迷，休克。

发生甲亢危象怎么办

如果出现疑似甲亢危象时，需要立即就医，告知医生甲亢的病史。医生会根据具体情况给予处理。

1. 排除导致发病的原因。

2. 输液，保证足够的热量供应及液体补充。

3. 降温。

4. 治疗心力衰竭。

5. 积极治疗甲亢。

6. 有时可能还需要透析治疗。

积极预防甲亢危象的发生

1. 避免强烈的精神刺激和过度劳累，如有感染，应积极治疗。

2. 进行外科手术前，告知医生患有甲亢，避免因手术诱发甲亢危象。

3. 选择放射碘 131 治疗前，依情况给予抗甲状腺药物治疗。

... 专家提醒
老年人患甲亢更危险

老年人患甲亢后，表现出的症状不明显，而且症状也不典型，初期很容易被忽视。但身体一直处于甲亢状态，长期得不到治疗容易发生危险，比如出现甲亢危象。

治疗选择不开刀还是开刀

不开刀的放射碘 131 治疗

放射碘 131 治疗，是一种"不开刀的甲状腺切除手术"。我们知道甲状腺有超级聚碘能力，碘进入身体后会自动跑到甲状腺，放射碘 131 也一样，但是放射碘 131 一进入甲状腺组织，就会对甲状腺细胞用放射线轰炸，细胞伤亡惨重，自然激素量就下降了，这就是放射碘 131 治疗甲亢的原理和方法。

相对于抗甲状腺药物治疗的疗程漫长、不良反应多和复发率高，放射碘 131 治疗简单、治愈率高，安全性也比较好。但是，相当一部分甲亢患者会在治疗后转为终身性甲减，需要长期补充甲状腺激素。

另外，放射碘 131 治疗也不是任何甲亢患者都合适的。

适合放射碘 131 治疗的甲亢患者

- 对抗甲状腺药物过敏，或者有其他药物不良反应的人。
- 抗甲状腺药物治疗效果差，或者曾多次复发的人。
- 有手术禁忌证或手术风险高，不适合手术治疗的人。
- 有颈部手术或外照射病史的人。
- 老年甲亢患者，特别是有心血管疾病风险的老人。
- 甲亢病程较长的人。
- 甲亢患者合并肝功能损伤，合并白细胞或血小板减少，合并心脏病。

不适合放射碘 131 治疗的甲亢患者

- 在未来 6 个月内有妊娠计划的女性。
- 处于妊娠、哺乳期的女性。
- 甲亢患者合并中重度活动性眼部病变。
- 甲亢合并甲状腺癌。

健康连线

甲亢好了，"突眼"就好了吗

如果是单纯性突眼，在甲状腺功能恢复正常后能够缓解。但如果是 Graves 眼病导致的突眼，很多时候不能缓解，需要接受额外治疗，如激素治疗甚至手术治疗等。

放射碘 131 治疗后抗体反而升高

有些患者放射碘 131 治疗后抗体反而升高了，于是担心不已。其实患者不用担心，这并不是治疗无效。

放射碘 131 治疗的原理，就是把放射性的碘摄取到甲状腺之后，利用射线把甲状腺滤泡细胞完全破坏掉，以此达到治疗甲亢的目的。在放射碘 131 治疗以后，甲状腺滤泡当中的甲状腺球蛋白以及甲状腺过氧化物酶会大量释放入血，刺激人体产生一定的抗甲状腺球蛋白抗体，以及抗甲状腺过氧化酶抗体。这样就会出现放射碘 131 治疗以后抗体水平明显升高的情况。随着放射碘 131 治疗的药物逐渐发挥作用，患者甲状腺功能会逐渐恢复到正常水平，抗体的水平也会逐渐下降。明白这些后就不用担心抗体反而升高了。

放射碘 131 治疗后出现抗体升高的发生率一般为 30%~80%，没有出现的患者也不用担心，这种现象是因人而异的。

手术治疗

手术治疗不是治疗甲亢的首选，但是也适用于一部分甲亢患者，如甲亢合并肿瘤、药效不好、不适合放射碘 131 治疗的患者。手术治疗甲亢也存在并发症、后遗症的风险。

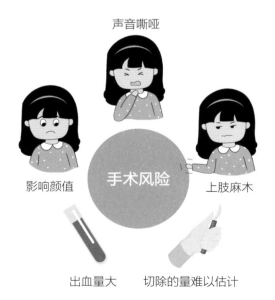

声音嘶哑

影响颜值　　手术风险　　上肢麻木

出血量大　　切除的量难以估计

⋯ 专家提醒
为什么治疗甲亢必须要知道什么是"碘脱逸现象"

甲亢患者在治疗过程中，如果吃了高碘食物或服用了高碘药物，甲亢症状可能会暂时得到改善，但是 2~3 周后，病情反而加重，这就是碘脱逸现象的表现。所以，一般甲亢患者在药物治疗时要避免服用含碘药物和高碘食物。

自我管理日记

每日所需热量自己最明白

甲亢患者蛋白质、脂肪和碳水化合物的代谢会加速，并且身体耗氧量和产热都有所增加，如果不注意补充，会导致身体热量摄入不足，出现营养不良。一般来说，甲亢患者的饮食中，每日热量供给应比健康人增加50%~75%。

首先，按公式算出自己的标准体重。

标准体重计算公式：标准体重（千克）= 身高（厘米）-105

然后，根据公式算出自己的体重指数。

体重指数（BMI）公式：BMI= 现有体重（千克）÷[身高的平方（米 ^{2}）]。

得出了体重指数后，对照下表来判断自己到底是胖还是瘦。

中国成年人体重指数标准

消瘦	正常	超重	肥胖
<18.5	18.5~23.9	24~27.9	≥28

算出体重指数后，还要确定自己的劳动强度，再由此确定自己需要的热量标准。劳动强度一般分为五种情况：极轻体力劳动、轻体力劳动、中等体力劳动、重体力劳动和极重体力劳动。

劳动强度级别	极轻体力	轻体力	中等体力	重体力	极重体力
分级参考标准	以坐着为主的工作，如会计、秘书等办公室工作	以站着或少量走动为主的工作，如教师、售货员等	如学生的日常活动等	如体育运动、非机械化农业劳动等	如非机械化的装卸、伐木、采矿、砸石等

最后，查出每日每千克标准体重需要的热量，根据公式算出每日所需总热量。

每日总热量 = 标准体重（千克）× 每日每千克标准体重需要的热量（千卡）

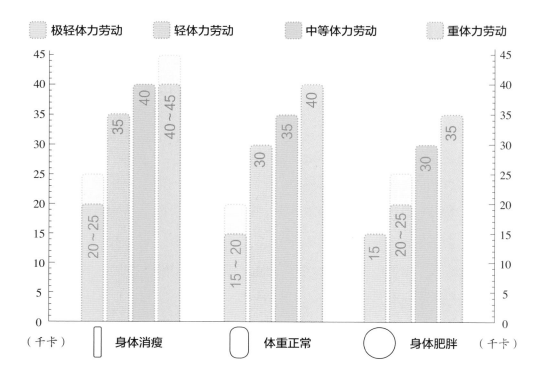

例如：王先生，58岁，身高170厘米，体重为85千克，从事办公室工作。

标准体重（千克）：170 - 105 = 65 千克

体重指数（BMI）：85 ÷ 1.7^2 ≈ 29.41，属于肥胖。

从事办公室工作的劳动强度级别属于极轻体力劳动，所以王先生可从上图中查出他每日每千克标准体重需要的热量是15千卡。

每日总热量：65 × 15 = 975 千卡，如果王先生患有甲亢，就需要在此基础上增加50% ~ 75% 的热量，也就是1462.5 ~ 1706.25 千卡。

"四宜""三忌"要牢记

宜食富含优质蛋白质的食物

甲亢患者通常伴有消瘦、肌肉萎缩等症状，需要额外补充蛋白质，每天蛋白质的供给量应根据自己的体重来计算，保证在每千克体重补充 1.5 克以上的蛋白质，其中，优质蛋白质的供应量在 60% 以上。如体重为 65 千克的甲亢患者，应每日补充蛋白质 97.5（65×1.5）克以上，其中优质蛋白质要达到 58.5（97.5×60%）克以上。富含优质蛋白质的食物有瘦畜肉、去皮禽肉、大豆及其制品、奶类及奶制品、低碘鱼类等。

宜补充充足的非精制碳水化合物食物

充足的碳水化合物可以提供人体所需热量，还可使蛋白质发挥其特有的生理功能，但是由于甲亢患者会出现类似糖尿病样的血糖变化，所以膳食中应适量控制碳水化合物的摄入，而不是完全通过增加碳水化合物来提供热量。

通常应保证每日碳水化合物的供给量占总热量的 60%～65%，同时要控制摄入生糖指数高的食物，如减少一部分精制米面类主食，加入粗杂粮及南瓜、土豆、山药等富含淀粉的蔬菜，以更好地平稳血糖。

宜增加矿物质和维生素的摄入

甲亢患者代谢快、消耗大，肠蠕动增加，排尿增加，B 族维生素、维生素 A、维生素 C 等多种维生素的消耗量明显增多，很容易导致缺乏。同时，钾、钙及磷等矿物质也很容易因腹泻排出体外而造成营养不良。因此，甲亢患者要多选用维生素和矿物质丰富的食物，如新鲜蔬菜和水果（纤维过粗、膳食纤维含量高的品种应注意加工和烹调方式），保证增加维生素的供应量，特别是水溶性维生素。

甲亢会导致骨钙的更新率加快，出现骨质脱钙、骨质疏松等症状，所以每日补充足量的钙、磷及钾等矿物质十分重要，尤其是症状长期得不到控制的患者及老年甲亢患者。富含钙、磷的食物有牛奶、酸奶、奶酪、坚果等。另外，补充维生素 D 有助于促进钙的吸收。

宜补充充足的水分

由于甲亢患者的基础代谢加快，出汗增多，容易导致体内水和矿物质过度流失，因此甲亢患者应该多喝水，以补偿因大量出汗、呼吸加快以及腹泻所引起的水分丢失。白开水和淡茶水是最好的选择。

忌食含碘丰富的食物和药物

甲亢患者首先要做到"限碘饮食"，从源头上减少激素合成，包括含碘丰富的食物和药物。

1.避免含碘丰富的食物。根据每 100 克食物中含碘量，可将食物分为三个级别：第一级含碘数千至数万微克；第二级含碘数百至上千微克；第三级含碘数十至上百微克。

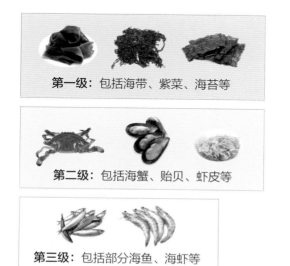

第一级：包括海带、紫菜、海苔等

第二级：包括海蟹、贻贝、虾皮等

第三级：包括部分海鱼、海虾等

●●●● 专家提醒
甲亢治愈后还要限碘饮食吗

如果经过药物或放射碘 131 等治疗后甲亢治愈了，可以解除限碘的禁令。烹饪时可以使用碘盐，可以吃海鲜。但是，因为身体内的碘过量是甲亢的诱发因素，所以为防止甲亢复发，甲亢治愈后短时间内需要低碘饮食，尽量避免在短期内进食过多高碘食物。

2.烹饪时需使用无碘盐。因为现在按照国家规定普遍使用碘盐，所以外出就餐很难实现无碘盐，建议甲亢患者尽量少外出就餐。

3.避免使用高碘药物、化妆品。高碘药物如胺碘酮、碘酒，以及含碘的维生素、润喉片和造影剂等要禁用；含海藻成分的洗面奶、面膜等化妆品，也要避免使用。

忌经常食用富含膳食纤维的食物

膳食纤维是一种重要的营养素，富含于粗粮、果皮和茎叶类蔬菜等食物中，有助于缓解便秘、防止脂肪堆积、降压调脂。

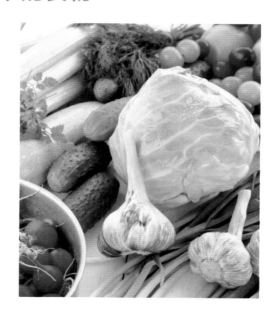

但是，因为甲亢患者的甲状腺激素分泌增多，消化功能增强，胃肠蠕动也会加快，排便次数会增多。膳食纤维摄入过多会增加排便次数，还会加速营养物质的流失，对甲亢患者的健康不利。

因此，甲亢患者不宜经常食用富含膳食纤维的食物。一般口感略粗糙的食物含有比较丰富的膳食纤维，应慎重选用。

忌刺激性食物

甲亢患者应避免食用刺激性食物如生葱、大蒜、辣椒等，这些食物会使兴奋的身体代谢功能更加亢进。很多甲亢患者会有心率过快等症状，更应该禁止饮用提神饮料、酒、浓咖啡和浓茶等。

健康连线

疾病控制后减少食量

甲亢患者随着治疗逐渐康复，身体的新陈代谢也会逐渐恢复正常，如果此时还是保持甲亢时的饮食量，不注意减少食量，很容易导致甲亢治好了却变成了肥胖人群。

患有甲亢时，会引起全身各个系统、组织、器官代谢功能增高，最常见的是神经、循环、消化系统功能亢进，而烟酒对身体许多器官、组织有明显的兴奋和刺激作用，久而久之会加重病情。

同时，吸烟不利于甲状腺相关性眼病的治疗，会延长治疗时间、降低治疗效果。因此，无论是对甲亢本身病情的变化还是治疗效果，吸烟、喝酒都不利于健康。所以，甲亢患者应该戒烟、忌酒。

专家提醒
注意控制情绪

甲亢患者由于病情的影响，情绪波动大，极易暴躁、发怒，所以保持平稳的情绪对病情恢复很有好处。平时应注意调适自己的心情，保持良好而平稳的情绪，尤其应该避免不良的精神刺激，以免加重病情。

同时，要学会舒缓压力。由于现代社会生活节奏快、工作压力大，长期精神紧张很容易导致内分泌失调，甲状腺激素释放增多，精神压力和情绪不稳定是引发甲亢或甲亢复发的诱因。

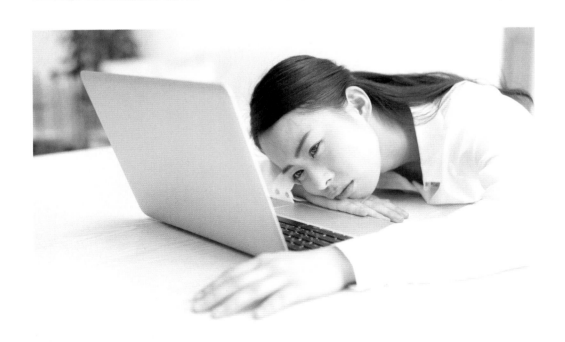

健康小厨房

青椒牛肉

材料／牛肉 300 克，柿子椒 100 克。

调料／淀粉、料酒各 15 克，无碘盐 3 克，
香菜段、姜末各适量。

做法

1 牛肉洗净，切片，加料酒、无碘盐、淀
粉腌入味；柿子椒洗净，去子，切丝。

2 油烧至六成热，放牛肉片炒至变色，
盛起；锅留底油，爆香姜末，放入柿
子椒丝翻炒，加牛肉片快速翻炒匀，
撒香菜段即可。

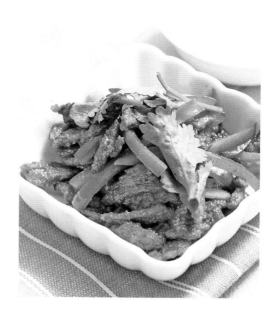

醋熘土豆丝

材料／土豆 500 克。

调料／醋、无碘盐、葱段、花椒各适量。

做法

1 土豆洗净去皮，切细丝，放入凉水中
浸泡 5 分钟，沥干水分。

2 锅内放油烧热，爆香花椒，立即倒入
土豆丝，翻炒几下，放入醋、无碘
盐，继续翻炒至土豆丝将熟时加入葱
段，拌匀即可盛出。

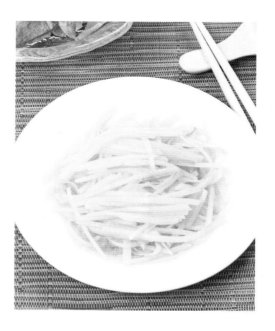

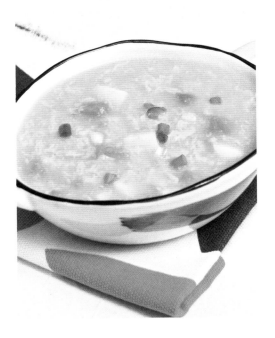

山药胡萝卜玉米羹

材料／玉米 150 克，山药、胡萝卜各
　　　80 克，鸡蛋 1 个。

调料／水淀粉适量，葱花 5 克，无碘盐
　　　3 克。

做法

1　玉米洗净，剥粒，捣成酱状；山药洗
　　净，去皮，切小块；胡萝卜洗净，去
　　皮，切丁；鸡蛋磕开，打散。

2　锅中倒适量清水烧开，加入山药块、
　　胡萝卜丁煮沸，加入玉米酱煮熟，用
　　水淀粉勾芡，缓缓倒入蛋液，待煮沸
　　后加无碘盐调味，撒入葱花即可。

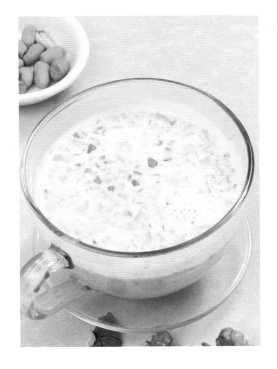

花生核桃奶糊

材料／牛奶 250 克，米粉 50 克，花生
　　　米、核桃仁各 10 克。

做法

1　花生米、核桃仁洗净。

2　用牛奶将米粉调匀，然后将调好的米
　　粉、花生米、核桃仁倒入全自动豆浆
　　机中，加水至上下水位线之间，按下
　　"米糊"键，直至豆浆机提示米糊做
　　好即可。

用药要注意，
千万不要病急乱投医

甲亢的治疗一般有三种手段，即药物、同位素（放射碘 131）、手术，对付绝大多数甲亢已绰绰有余。临床医生会根据不同甲亢患者的个体特点选择最合适的治疗方式。

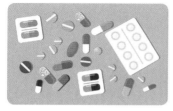

药物

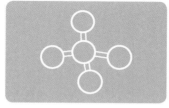

同位素

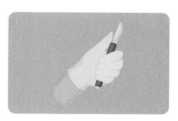

手术

药物治疗

药物治疗甲亢就是用抗甲状腺药物，即 ATD，适用于青少年、孕妇和不能手术的人群。甲巯咪唑和丙硫氧嘧啶是较为常用的两种治疗甲亢的药，两种药在功能上没有太大差别。

因为甲亢可能会带来全身各个系统的症状，所以除了这两种药以外，医生还会开一些护心药、维生素、护肝药等来辅助治疗。

药物治疗的好处是比较方便，但是疗程长，一般需要 1~2 年，而且容易复发。

甲巯咪唑

- 起效快。
- 不良反应小。
- 目前为临床一线用药。

丙硫氧嘧啶

- 因为致畸性小于甲硫咪唑，一般用于甲亢孕妇在孕早期的治疗。
- 甲亢孕妇在孕中晚期，可换回甲巯咪唑。

药物治疗分三期

控制期　开始治疗时，按医嘱服用甲巯咪唑或丙硫氧嘧啶。2周后甲状腺激素水平会有所下降，2~3个月后甲亢症状能得到有效控制。

减量期　甲亢症状得到控制后需要及时减量，每2~4周减量一次，每次减量至原来药量的1/4~1/3，整个减量期需持续2~4个月。

维持期　甲状腺功能维持在正常范围时，仍然需要坚持服药1~2年。最后是否停药应遵医嘱。

在用丙硫氧嘧啶治疗时，需6~8小时用一次药

丙硫氧嘧啶在肝脏中的代谢较快，在体内的药效时间较短，服药间隔时间短。一般采用6~8小时的吃药间隔，如果是一日3次用药，建议安排在早上7点、下午3点和晚上11点。

药物治疗不良反应早知道

一般情况下医生都会建议服用甲状腺药物来治疗甲状腺疾病。但在用药物治疗甲状腺疾病的时候，有时会出现不良反应。

特别是近年来甲状腺疾病发生率上升，越来越多的人需要服用抗甲状腺药物。那么这些药物具体有哪些不良反应？最常见的不良反应有下面几种：

白细胞减少

这种情况常发生在用药 1~3 个月。所以，在治疗阶段需每 2 周左右检查一次白细胞计数和分类，如果出现白细胞或中性粒细胞总数明显下降的情况，应停药观察，并采取措施将白细胞升上去，平时可以用腺嘌呤、盐酸小檗胺、利血生等升白细胞药物预防。

药疹

这种情况通常不严重，用些抗过敏药物就可以缓解。如果很严重，则应停药并用激素治疗。

药物性甲状腺功能减退

有时服用过量的药物可能会诱发甲状腺功能减退。应立即减药或停药，严重时，可使用甲状腺制剂。

出现精神问题

药物治疗可能使患者精神出现问题。如服用碳酸锂会导致患者精神抑郁，另外，甲状腺疾病长期治不好对于患者来说也是一种较大的心理负担。

这些问题如果处理不好，容易产生焦虑、烦躁等精神方面的问题。对于这些心理问题，患者很容易忽视。因此，家属应注意患者的情绪波动，给予其最大的情感支持。

专家提醒
定期复查很重要

治疗甲亢的药物多少有些不良反应，首先影响肝功能导致转氨酶升高、影响血液系统导致粒细胞减少，还可能会出现药疹，也就是常说的药物过敏。因此，甲亢患者服药后出现任何不适，不论症状大小，都一定要告诉医生，更应该听从医生的安排定期复查。

健康连线
药物治疗甲亢的原理

甲状腺激素是碘和甲状腺球蛋白在甲状腺过氧化物酶的作用下结合生产出来的产物，治疗甲亢就要少生产甲状腺激素，最简单的办法就是限碘。但是完全限碘只是一种理想状态，因为生活中或多或少都可能有碘的摄入，所以还有一个方法就是"绑走"甲状腺过氧化物酶，碘和甲状腺球蛋白也就发生不了反应了，这就是利用药物治疗甲亢的原理。

每天改善一点点

每天护眼，防止眼部并发症

有突眼症状的甲亢患者应注意眼部的保护。首先甲亢患者应避免长时间盯看电子屏幕，如电视、电脑、手机等，避免眼睛过度疲劳。出门最好佩戴墨镜，避免眼睛受到强光刺激和灰尘的侵害。睡觉时垫高头部，以减轻眼部肿胀；如果眼睛闭合不全，睡觉时使用眼罩。如果眼睛有异物感、感觉不适，不能用手直接揉眼，可以做转动眼球等运动。

定期去医院做检查，避免并发症的发生。饮食中要限制钠盐的摄入，以减轻球后水肿。

如果经常双眼疲劳，不妨做做按摩，帮助缓解因工作劳累或不正确用眼引起的视觉疲劳。

点按睛明穴

鼻梁旁与内眼角的中点凹陷处即是睛明穴。
用双手食指指尖点按睛明穴，按时吸气，松时呼气，共 36 次，然后轻揉 36 次，每次停留 2～3 秒。可以消除眼疲劳，改善眼部供血。

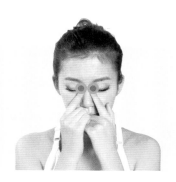

按压攒竹穴

眉毛内侧边缘凹陷处即是攒竹穴。
双目闭合，用双手的食指指腹稍加用力，轻轻按压攒竹穴 1 分钟。可以促进眼部血液循环，改善用眼过度引起的眼干、眼花等症状。

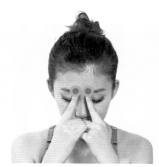

这样练瑜伽，可以改善甲亢

　　甲亢会让身体功能处于一种亢奋状态，也会让情绪波动比较大，做舒缓的猫伸展式瑜伽，可以舒缓身体、缓解压力，帮助身心平稳下来，辅助治疗甲亢。

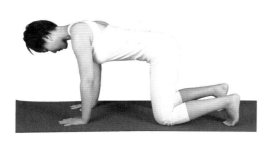

1 跪坐在地板上，双手扶地，自然呼吸。抬起臀部，两手掌在膝盖前方着地，双膝和小腿也着地，做动物爬行的姿势。

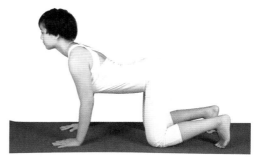

2 吸气，抬头，臀部上提，双臂直撑于地，收紧背部肌肉，保持该姿势5秒。

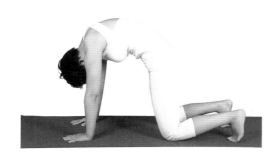

3 呼气，小腹内缩，垂头，背部拱成圆形，保持该姿势5秒。

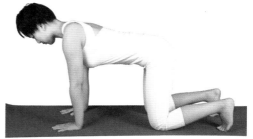

4 两臂伸直，垂直于地面，回到先前动物爬行的姿势，重复这个动作5~10次。

每日按摩有助睡眠

　　睡眠对人体健康是非常重要的，甲亢患者由于甲状腺激素分泌过多，引起神经、心血管和消化等多个系统兴奋性增高和代谢增强，会有失眠、烦躁、易怒等现象。在应对失眠问题时，日常生活中做些按摩对改善睡眠也非常有帮助。

按摩百会穴

两耳尖连线于头顶中线交叉处即为百会穴，以食指和中指对百会穴轻轻地按摩，每次大约 1 分钟。按摩百会穴有助于稳定心神。

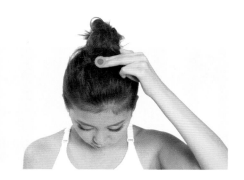

按摩涌泉穴

脚掌中央即为涌泉穴，可坐在椅子或者床上进行按摩。平顺呼吸，按照呼吸的节奏以双手的食指对两个脚的涌泉穴进行按摩，1 分钟即可。此按摩法有平衡气血的功效，可间接促进睡眠。

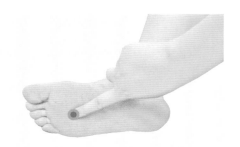

按摩神门穴

手腕的横纹尺侧端即为神门穴，可坐到椅子或者床上进行按摩。用一只手的拇指对另一只手的神门穴进行按摩，按摩的时间为 1~2 分钟，一只手完成之后交换按摩另一只手。可放松精神，缓解紧张情绪。

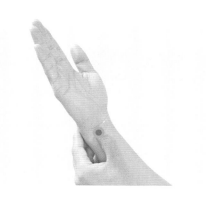

PART 5

甲状腺功能减退
需要你贴心关怀

甲状腺功能减退面面观

甲状腺功能减退的诱因

甲状腺功能减退又称"甲减"，与甲亢正好相反，是体内甲状腺激素合成、分泌不足导致全身新陈代谢减退的疾病表现，其实甲减不是单纯的一种疾病，是一组由多种原因引发的具有共同病理基础的疾病群。

引起甲状腺功能减退的原因

原发性甲减

原发性甲减比较常见，是因为甲状腺自身缺陷所致，以桥本甲状腺炎导致的甲减最为常见。原发性甲减甲状腺激素低下程度比中枢性甲减更为严重，需要补充的甲状腺激素剂量更多。

- 桥本甲状腺炎导致的甲减。
- 甲状腺手术后甲减。
- 先天性甲状腺发育不全。
- 甲状腺过氧化物酶障碍。
- 碘缺乏。
- 甲亢放射碘 131 治疗后，药物致甲减。

中枢性甲减

- 垂体促甲状腺激素缺乏。
- 下丘脑促甲状腺激素释放激素缺乏。

甲状腺激素抵抗致甲减

非常罕见，需要在有经验的专科医生指导下用药。

> **健康连线**
>
> **甲减、甲低、钾低是一回事吗**
>
> "甲减"和"甲低"都是甲状腺功能低下的简称；"钾低"则是血液中钾离子低于正常值，是低钾血症的简称。"钾低"听起来和"甲低"一样，却是两种不同的疾病，治疗手段也不同，所以为了区分清楚，甲状腺功能减退常用"甲减"称之。

甲状腺功能减退的表现

了解甲减的临床表现有助于及时发现、及早治疗。

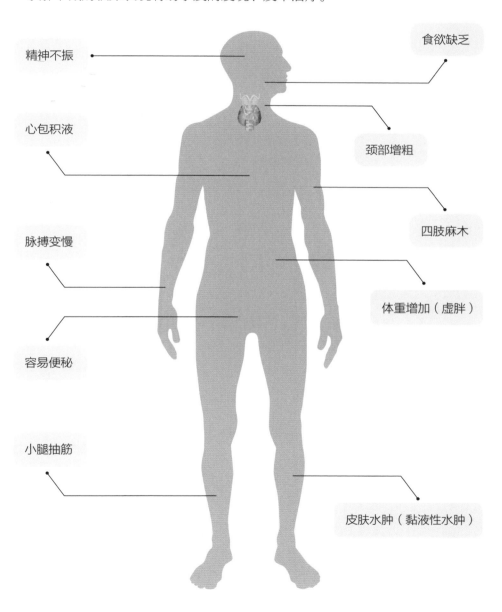

精神不振

心包积液

脉搏变慢

容易便秘

小腿抽筋

食欲缺乏

颈部增粗

四肢麻木

体重增加（虚胖）

皮肤水肿（黏液性水肿）

甲减会导致死亡吗

甲减一般不会导致死亡，但是由于甲减患者的代谢功能低下，身体各方面动力不足，会严重影响身体健康和生活质量，平时一定要注意检查。

甲状腺功能减退的检查

血清甲状腺激素和血清促甲状腺激素

血清 TSH 增高，T4、FT4 降低是诊断甲减的必备指标。亚临床甲减时仅有血清 TSH 增高，T3、T4 正常；病情严重时 T3 和 FT3 降低。

甲状腺自身抗体

血清 TPOAb（甲状腺过氧化物酶抗体）和 TGAb（抗甲状腺球蛋白抗体）阳性，由于自身免疫性甲状腺疾病所致甲减。

TRH 兴奋试验

主要鉴别原发性甲减和中枢性甲减。经脉注射 TRH 后，看血清 TSH 反应：不增高是垂体性甲减；延迟增高是下丘脑性甲减；在增高值上进一步增高是原发性甲减。

典型案例

水肿有时可能是甲状腺功能减退

曲女士，28 岁。

曲女士发现自己的双腿有点肿，休息几天也没有缓解。听同事说，肾病、心脏病都可能引起下肢水肿，于是就去医院肾病科检查，肾没有毛病；又去检查心脏，也没有问题；后来医生建议去内分泌科查甲状腺，经检查原来是甲状腺功能减退（即甲减）。

甲减患者常常有浮肿，这是由于体液的代谢出了问题。引起水肿的病症很多，如肾病、心脏病、肝病、血管病、营养不良及甲状腺疾病等，而甲状腺疾病引起的水肿最隐匿，很难第一时间就确诊。

1. 水肿：甲减患者常以胫前水肿为先，严重的会出现全身水肿，尝被误认为是肾脏或者心脏疾病所致，但是要注意甲减会伴有畏寒、腰酸无力、精神不好、嗜睡等。

2. 易感冒，虚胖：甲减患者多会出现怕冷，爱感冒，会被误以为是肾虚或者风湿痛等，但甲减还会表现出体重增加，面白体胖。

3. 性情改变：甲减患者会出现记忆力减退、心情郁闷等症状，尝被误以为是压力大或者没休息好导致。

4. 月经失调：甲减患者可能会出现月经失调甚至闭经，所以中年女性要特别注意与更年期综合征相区别。

不容忽视的亚临床甲减

亚临床甲减，是指甲减的早期阶段，还没有出现甲减特殊症状，没有不舒服的感觉，或只有轻微的不适，也就是一种"将病还未病"的状态。正因为如此才更容易被忽视，而早发现、早治疗才有利于避免发展成真正的甲减。

要发现亚临床甲减，只能通过甲状腺功能检查。亚临床甲减时 TSH 升高，T3、T4 都在正常范围。

亚临床甲减常见于 4 种情况：

① 亚急性甲状腺炎中期，桥本甲状腺炎中晚期。

② 甲亢治疗期间药物减量不及时。

③ 放射碘131治疗后。

④ 甲状腺手术后。

亚临床甲减是否需要治疗，其实很难自行判断，应咨询内分泌科医生获得专业指导。一般来说年纪大、无症状、TSH 升高不明显、甲状腺过氧化物酶抗体阴性、血脂不高的亚临床甲减无须治疗。但是不能不闻不问，要定期复查甲状腺功能和彩超。

健康连线

甲减不治疗可以吗

有人认为甲减只是让代谢缓慢一些，不治疗也没关系。这种想法是不对的，也非常危险。因为甲减可能会引起血脂升高，增加全身动脉粥样硬化的风险，严重者还会引起心脑血管梗死。如果发生黏液水肿性昏迷，则会危及生命。

不可不防的甲减危象

甲减最怕出现甲减危象。当甲减病情极其严重时出现的甲减危象，又叫黏液水肿性昏迷，是甲减最严重的并发症，即使及时治疗，死亡率也可达到50%，治疗不及时死亡率更高。

甲减患者一旦出现体温常常低于35℃，伴有呼吸缓慢、嗜睡、血压下降、四肢肌肉松弛、心跳过缓，甚至昏迷、休克，要及时送医治疗。

甲减危象的症状

- 明显的畏寒、虚弱、嗜睡、水肿。
- 一般体温下降到36℃以下。
- 低血糖、低血压。
- 呼吸又浅又快。
- 皮肤出现瘀青，牙龈出血，大便发黑或有血便。
- 从嗜睡到意识不清，逐渐进入昏迷。

甲减危象的诱因

- 甲减控制不佳，病情加重。
- 甲减未治疗或治疗不充分。
- 低温环境，寒冷的冬天。
- 感染。
- 受到强烈的精神刺激。
- 发生心脑血管意外。
- 接受大手术。
- 甲减患者使用镇静剂、麻醉药。
- 老年甲减。

做好以下几点，有效防止甲减危象的发生

1. 遵医嘱用药，不擅自停药，不随便减少药量。

2. 按时复查甲状腺功能。

3. 冬天注意保暖，预防感冒。特别是老年人，黏液水肿性昏迷大多发生在老年人身上。

4. 做好个人防护，避免感染。注意饮食卫生，防止胃肠炎；勤洗澡、勤换衣被，保持皮肤清洁；多喝水、不憋尿，防止尿路感染等。

5. 如果需要做手术，术前告知医生自己的甲状腺问题，甲减控制良好后再接受手术。

6. 学会纾解不良情绪，避免大悲大喜。

7. 注意休息，避免过度劳累。

自我管理日记

饮食宜"四高"

甲减患者的饮食调理可以直接影响治疗效果，所以合理选择食物很重要，建议按照"四高"饮食原则安排三餐。

高热量

甲减患者基础代谢低下，大多畏寒怕冷，需要摄入充足的高热量食物以保证身体的热量供给。谷薯类食物含有丰富的碳水化合物，可以提供丰富的葡萄糖，属于高热量食物。

高蛋白质

甲减患者胃肠道"工作"变慢，吸收蛋白质的速度也减慢，因此可能造成体内蛋白质不足。丰富的蛋白质可以改善全身的营养状况，特别是有黏液性水肿的甲减患者更应该多食用优质蛋白质，以提高血浆蛋白，减少水肿发生。

蛋、奶、瘦肉、鱼类均是富含优质蛋白质的动物性食物来源，大豆及其制品是良好的植物性食物来源。每人每天蛋白质摄入量应为每千克体重 1 ~ 1.2 克，比如一个体重 60 千克的成年人，一天蛋白质的摄入量应该在 60 ~ 72 克。

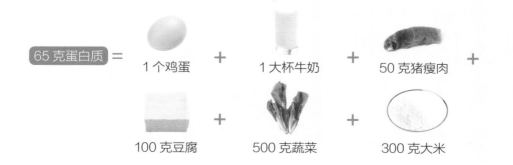

65 克蛋白质 = 1 个鸡蛋 + 1 大杯牛奶 + 50 克猪瘦肉 + 100 克豆腐 + 500 克蔬菜 + 300 克大米

高"补血"

甲减患者容易发生贫血，因为甲状腺激素缺乏会影响骨髓造血，使促红细胞生成素分泌减少，而且会影响胃酸分泌，胃酸缺乏会让人食欲下降，阻碍与造血有关的铁、叶酸、维生素 B_{12} 的吸收，久而久之贫血就会乘虚而入。特别是女性甲减患者会出现月经异常、经量多，而失铁、失血过多更容易造成贫血。所以，甲减患者在日常饮食中要适当多吃一些补铁、补血的食物，以缓解贫血症状。

铁元素分两种，血红素铁和非血红素铁，前者多存在于动物性食物中，后者多存在于深色蔬果和全麦食品中。血红素铁更容易被人体吸收，因此，补铁应该首选动物性食物，比如牛肉、动物肝脏、动物血等。深色蔬果如西蓝花、芥菜、猕猴桃等富含维生素 C，有利于铁吸收，并且可以补充多种抗氧化物，也是日常饮食中少不了的。而严重的贫血需要在医生指导下服用铁剂。

高维生素

甲减患者容易缺乏多种维生素，特别是维生素 A。因为患者体内的甲状腺激素缺乏，导致皮下胡萝卜素转化为维生素 A 的能力减弱。如果身体缺乏维生素 A，易造成夜盲症或暗光中视物不清、结膜或角膜干燥、皮肤干燥，还会影响骨骼生长发育，甚至增加消化道、呼吸道发生感染的概率。因此，应通过每天摄入各种新鲜蔬果、每周吃 1~2 次猪肝来补充多种维生素，尤其是维生素 A。

维生素 A 只存在于动物性食物中，如动物肝脏、肉类等不但维生素 A 含量丰富，而且其中的维生素 A 能直接被人体吸收，是维生素 A 的良好来源。而深色蔬果中富含胡萝卜素，胡萝卜素在体内可转化为维生素 A，而且蔬果低脂肪，血脂异常者更适合。

需要注意的是，甲减患者若出现皮肤蜡黄、干燥，优选动物性食物补充维生素 A。因为甲状腺激素缺乏也会影响胡萝卜素转化为维生素 A，使血中胡萝卜素含量升高，导致皮肤黄染。

小贴示

虽然脂肪能满足甲减患者对高热量的需求，但是甲减患者常伴有血脂异常，所以要低脂饮食。

这些食物要控制

少吃富含胆固醇和反式脂肪酸的食物

脂类是身体必不可少的，人体热量的供给、细胞膜以及各种激素的合成都需要脂类。但是甲减时，甲状腺激素分泌减少，血脂利用率下降，排泄也减少，容易导致血脂异常。因此当甲减伴有血脂异常时，要减少动物油、胆固醇和反式脂肪酸的摄入，避免加重血脂异常而影响甲减治疗。甲减患者即使血脂正常，平时也应限制动物油和反式脂肪酸的摄入。

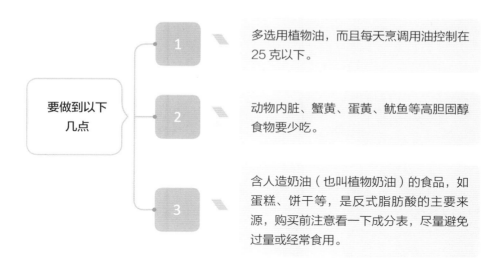

要做到以下几点

1. 多选用植物油，而且每天烹调用油控制在25克以下。

2. 动物内脏、蟹黄、蛋黄、鱿鱼等高胆固醇食物要少吃。

3. 含人造奶油（也叫植物奶油）的食品，如蛋糕、饼干等，是反式脂肪酸的主要来源，购买前注意看一下成分表，尽量避免过量或经常食用。

少吃偏咸的食品

甲减患者不用严格限制食盐的摄入，但要少吃偏咸的食品。

甲减患者由于黏液性水肿常常手足肿胀、身体发胖。盐分摄入过多会引起水钠潴留而加重水肿，因此要低盐饮食。同时酱类调味品、加工肉制品、腌渍食品均应少吃。

少吃易引起骨质疏松症的食物

如果甲减长期得不到控制，骨代谢会随着体内代谢节奏放缓而减慢，渐渐出现骨质疏松。在控制好甲减的前提下增加富含钙和蛋白质食物的摄入，如牛奶、鸡蛋、豆制品等，少吃易引起骨质疏松症的食物，如咖啡、浓茶、碳酸饮料等。

专家提醒
肾功能不好的甲减患者宜清淡饮食

甲减使得身体代谢减慢，流经肾脏的血液减少，导致肾功能下降。所以肾功能不好的甲减患者饮食宜清淡，要做到低脂、低油、低盐。优选禽肉和鱼肉，每天食盐摄入不超过 5 克，食用油每天控制在 25 克。

其实甲减患者即使肾功能正常，也应该清淡饮食，以免加重黏液性水肿。

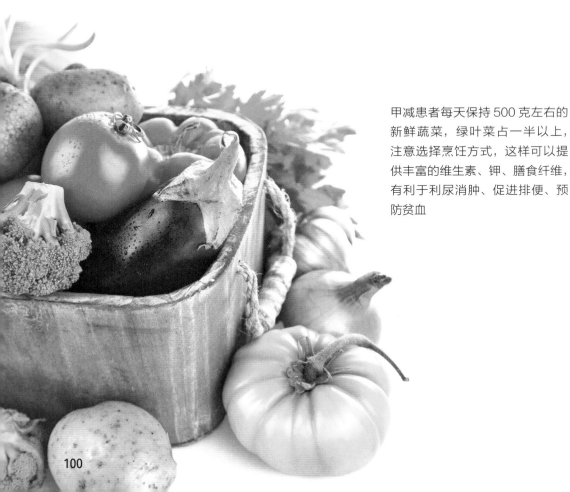

甲减患者每天保持 500 克左右的新鲜蔬菜，绿叶菜占一半以上，注意选择烹饪方式，这样可以提供丰富的维生素、钾、膳食纤维，有利于利尿消肿、促进排便、预防贫血

健康小厨房

茄汁黄豆

材料／黄豆 100 克，洋葱、番茄各 30 克。

调料／蒜末、盐各 3 克，番茄酱 5 克，苹果醋、水淀粉各适量。

做法

1. 黄豆洗净，煮软；番茄、洋葱洗净，切丁；苹果醋和番茄酱加水搅成酱汁。

2. 炒锅内放少许油，油热后放入蒜末和洋葱丁，翻炒至洋葱软，加入番茄丁、盐炒至软烂，倒入黄豆，大火煮开后转小火煮 20 分钟，倒入酱汁，继续煮至汤汁将干、豆子软糯，调入水淀粉即可。

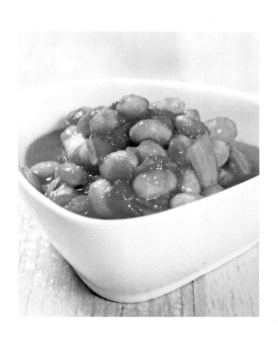

番茄炒鸡蛋

材料／番茄 1 个，鸡蛋 2 个。

调料／盐、白糖各 2 克，葱花 5 克。

做法

1. 番茄洗净，去皮，切块；鸡蛋磕入碗中，打散。

2. 锅内加油烧热，倒入蛋液炒熟。

3. 锅留底油烧热，煸香葱花，倒入番茄块，加入盐、白糖翻炒，倒入鸡蛋炒匀即可。

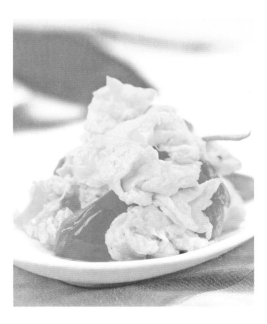

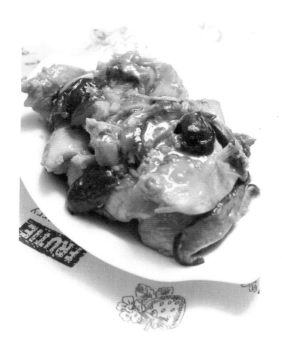

香菇蒸鸡

材料／鸡肉 250 克，泡发香菇 100 克。

调料／盐、料酒、酱油、葱丝、姜丝、
水淀粉、清汤、香油各适量。

做法

1 将鸡肉洗净，切片；香菇洗净，切
丝，放入碗内，加入鸡片，加酱油、
盐、葱丝、姜丝、料酒、清汤、水淀
粉抓匀。

2 上笼蒸熟，淋香油即可。

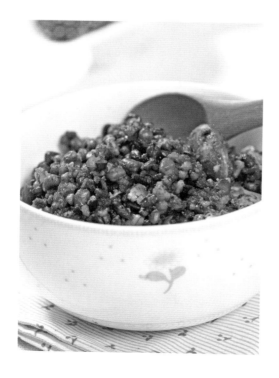

杂豆粗粮饭

材料／大米、糙米、小米、紫米、红豆、
绿豆、芸豆各 10 克。

做法

1 大米、小米分别洗净，大米用水浸泡
30 分钟；糙米和紫米混合洗净，用
水浸泡 2 小时。

2 红豆、绿豆、芸豆混合洗净，用水浸
泡 5 小时。

3 将大米、小米、糙米、紫米、红豆、
绿豆、芸豆倒入电饭锅中，加适量
水，摁下"蒸饭"键，蒸至电饭锅提
示米饭蒸好即可。

通过尿碘来决定如何补碘

　　碘是制造甲状腺激素的原料，虽然甲状腺激素缺乏会导致甲减，但并不是甲减就一定要补碘。如果是缺碘引起的甲减，患者应该增加碘摄入，但对于碘充足的甲减患者，碘摄入过多反而会加重甲减症状。因此，需要通过检测尿碘来判断是否缺碘。

1 **缺碘甲减患者**　　主要通过食用碘盐来补碘，同时可以多吃一些富含碘的食物，如海参、海杂鱼、海带、紫菜等海产品。

2 **桥本甲减患者**　　需要低碘饮食，可食用碘盐，但不要再食用海带、紫菜、海苔、虾贝等含碘高的海产品。

💬 专家提醒
不要饮酒

　　甲减导致身体代谢减缓，使流经肾脏的血液减少，肾的排泄能力随之下降，血液中尿酸无法排泄出去而引起高尿酸血症或痛风，因此甲减患者不宜饮酒，特别是啤酒。

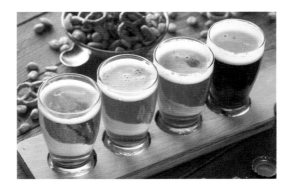

每天改善一点点

适量运动和休息
对身体恢复很重要

适当进行户外运动和体育锻炼

甲减患者由于本身缺少甲状腺激素，身体产热下降，免疫力及抵抗力较差，适当进行户外运动和体育锻炼有助于促进血液循环、通畅气血，增强甲减患者的抵抗力和身体产热。但是，因为甲减患者体温偏低、畏寒怕冷，所以进行户外运动时要注意防寒保暖。

可以选择上午 10 点前、下午 3 点后进行户外运动，因为这些时间段不但可以避开紫外线最强的时候，还能充分享受日晒，可促进人体维生素 D 的合成，帮助甲减患者提高对钙的吸收。

慢跑强体魄

跑步是一项非常好的健身运动，甲减患者也适合，但不要剧烈，要选择慢跑。慢跑时，也要注意以下几个方面：

动作和呼吸方式

跑步时，步伐轻快富有弹性，脚掌柔和着地，身体重心起伏小，左右晃动小，步幅小，动作要协调。注意呼吸要与跑步的节奏相吻合，一般是二步一呼、二步一吸，也可三步一呼，三步一吸。呼吸时，要用鼻和半张开嘴（舌尖卷起，微微舔上腭）的方式同时进行。

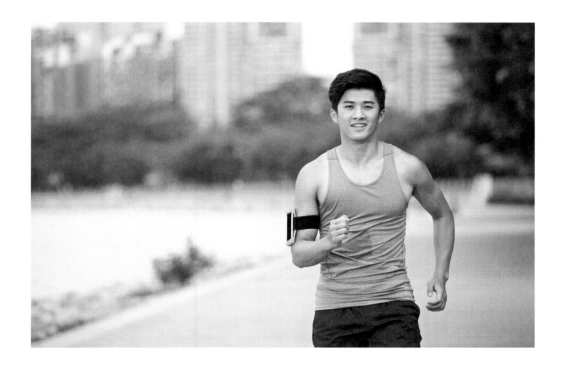

跑速要慢

不同的跑速对心脑血管的刺激是不同的，慢跑对心脏的刺激比较温和。每个人的基础脉搏数是不一样的，如有的中老年人的心律过缓，晨脉每分钟才五六十次，而有些中青年人的晨脉却达到每分钟七八十次。因此，根据自己的每分钟晨脉数 ×1.4~1.8 所得到的每分钟脉搏次数，来控制初期健身跑的强度，是较适宜的。

步幅要小

在跑步中，步幅小的目的是主动降低肌肉在每跑一步中的用力强度，尽可能延长跑步的时间。有许多人在跑中过多地靠脚腕用力，还没跑多远就出现局部疲劳而放弃跑步。

跑程要适当

注意跑程要适当，以自己感觉舒服为好，达到锻炼效果即可。

提高睡眠质量

由于各种原因导致体内甲状腺激素不足，甲减患者就会表现出乏力、嗜睡、精神萎靡等症状，所以在治疗的同时保证良好的睡眠，有助于缓解这些症状。

1. 固定每天睡觉和起床的时间。

2. 睡前可以通过听听舒缓的音乐或者洗个温水澡帮助放松。不要在睡前 1 小时做过于剧烈的运动。

3. 睡觉时可以把注意力集中到自己的呼吸上，慢慢数到 100，有助于促进睡眠。

4. 调暗卧室光线，并且尽可能保持安静。

睡前梳头睡得香

梳头可以起到按摩头皮和头部穴位的作用，有利于血脉通畅，可增强脑细胞营养供应，延缓大脑衰老。而睡前梳头，则可改善睡眠，提高睡眠质量。但梳头细节一定要注意。

梳头时间： 每次 10 分钟。每一处梳 5~6 遍，共梳约 100 次为宜。即使头发稀少，也要坚持。

梳头动作： 要全头梳，分段进行。先梳开发尾打结处，从中段梳向发尾，再由发根轻轻刺激头皮梳向发梢。头发被梳拉的方向要与头皮垂直，梳的顺序是先从前额的发际向后梳，再沿后发际从后往前梳。然后从两耳的上方分别向各自相反方向梳理，最后让头发向四面披散开来梳理。

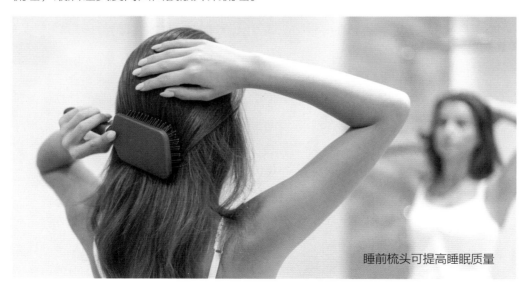

睡前梳头可提高睡眠质量

巧妙按摩消水肿

很多甲减患者在得病以后，会出现身体水肿。如果想要快速消除水肿，除了遵医嘱用药外，可以试试按摩。按摩能起到活血化瘀、消炎退肿的效果。平时没事的时候对着水肿部位进行按摩即可。每次按摩的时间不要太长，5分钟左右即可。

特效按摩

按摩偏历穴

偏历穴在前臂，腕背侧远端横纹上3寸。两手虎口垂直交叉，中指端落于前臂背面有一凹陷处即是偏历穴。

经常用拇指指腹揉按偏历穴数次，每次1~3分钟，可以改善面部水肿、眼睛肿痛等问题。

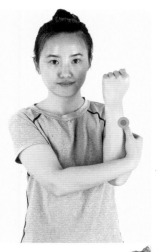

揉搓小趾

拇指和食指揉搓小趾2~3分钟。小趾是膀胱经的起点，刺激这个部位，可促进排尿，有助于缓解水肿。

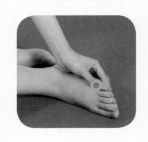

按揉涌泉穴

涌泉穴位于足底，第二、三跖趾缝纹头端与足跟连线的前1/3与后2/3交点处。

经常用拇指按揉涌泉穴3~5分钟，可以补肾壮阳、增精益髓，辅助治疗肾源性水肿、心源性水肿。

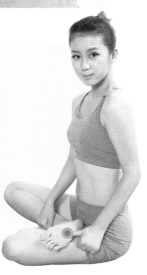

服药后，需定期检测甲状腺功能

甲减患者补充甲状腺激素后，需要4~6周的时间重新建立下丘脑－垂体－甲状腺的平衡，因此在治疗初期需要每隔4~6周检测相关激素指标，根据检测结果调整用药剂量直至治疗达标，然后每6~12月复查一次相关激素指标。

甲状腺激素，价格便宜疗效好

甲减的治疗通常选择服用甲状腺激素制剂，服法方便，价格便宜，治疗效果也不错。

①
干燥甲状腺片
来源广，价格便宜，好存放，不容易变质，但是效果不太稳定。

②
三碘甲状腺原氨酸
人工合成，效果稳定，只有口服制剂。

③
左甲状腺素
人工合成，效果稳定，有口服片剂和静脉注射两种。

治疗甲减的左甲状腺素如果服用过量，可能会加重心脏负担，诱发冠心病。所以务必遵医嘱按时复诊，根据病情及时调整药物剂量。

甲减并发症用药遵医嘱

当甲减出现并发症时，不能擅自用药，是否使用治疗并发症的药物、何时使用，请遵医嘱。

1. 甲减开始治疗阶段慎用降压药，在甲状腺功能恢复正常后血压仍高时，才考虑使用降压药治疗。

2. 如果已经出现血脂异常，可短期服用降脂药物，服药期间遵医嘱，定期监测血脂、肝功。

3. 如果出现心绞痛，可用硝酸甘油及其长效制剂对症治疗甲减性心脏病。

PART 6

甲状腺肿是
一种古老的疾病

甲状腺肿面面观

甲状腺肿没你想的那么简单

认识甲状腺肿

甲状腺肿，更准确地说应该是"单纯性甲状腺肿"或"非毒性甲状腺肿"。不是由于炎症、肿瘤而导致的肿大，不伴随甲状腺功能异常，简单来说就是甲状腺体积大于正常范围。多发生于青春期、妊娠期、哺乳期和绝经期。

正常人甲状腺在合成甲状腺激素的时候，需要促甲状腺激素（TSH）的刺激，但是如果因为某些原因干扰了甲状腺激素的合成，人体为了应付这些干扰会额外分泌更多的促甲状腺激素，如果没有足够材料合成甲状腺激素，多余的促甲状腺激素仍会刺激甲状腺组织生长，从而导致甲状腺增生和肥大。

一些甲状腺疾病也会伴有甲状腺肿。如桥本甲状腺炎，甲状腺弥漫性肿大，质地较韧；亚急性甲状腺炎，甲状腺肿大，质地韧或偏硬，压痛感明显；结节性甲状腺肿，甲状腺呈结节样肿大，随着病程的延长，可能会发展为毒性多结节性甲状腺肿。

引起甲状腺肿的原因

总体来说，干扰甲状腺激素合成的原因都是导致单纯性甲状腺肿的病因，其中碘缺乏是最主要的病因。

1. 甲状腺激素合成原料缺乏，如碘缺乏、硒缺乏。

2. 摄入抑制甲状腺激素合成的药物或者食物，如过量碘制剂、锂盐、过氯酸盐等。

3. 先天性甲状腺激素合成缺陷，包括多种参与甲状腺激素合成的酶或者蛋白的缺失或异常等。

甲状腺肿的临床表现

单纯性甲状腺肿最常见的表现就是颈部肿大而影响美观，重度肿大会压迫气管、食管，出现吞咽困难、堵塞感、憋气、呼吸不畅、头晕、昏厥等。如果压迫到喉返神经，还会导致声音嘶哑。

正常的甲状腺是看不到也摸不到的，甲状腺肿根据严重程度可以分为三度：

Ⅰ度：看不到但能摸到。

Ⅱ度：能看到但是没有超过胸锁乳突肌。

Ⅲ度：肿大超过胸锁乳突肌。

胸锁乳突肌是颈部众多肌肉中最大、最粗的一条肌肉，负责头颈向各方向运动，左右各一条。从耳朵后面凸起的骨头（即乳突）开始，到前颈部的胸骨及锁骨处称为胸锁乳突肌，用力把头转到一侧，就可以看到或摸到。

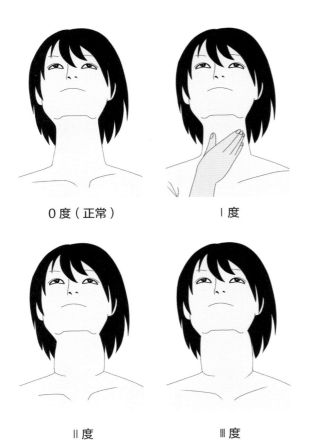

0度（正常）　　　　Ⅰ度

Ⅱ度　　　　Ⅲ度

甲状腺肿的类型

地方性
甲状腺肿

地方性甲状腺肿最常见的原因是碘缺乏，多发生在山区和远离海洋的地区。碘缺乏时，合成的甲状腺激素就会不足，会促使垂体分泌过量的促甲状腺激素，刺激甲状腺增生肥大。长期发展下去可能会出现毒性结节性甲状腺肿。碘与甲状腺的患病关系：碘缺乏时，甲状腺肿患病率增加，导致缺碘性甲状腺肿；补碘，甲状腺肿患病率逐渐下降；补碘过量，甲状腺肿患病率回升，导致高碘性甲状腺肿。

散发性
甲状腺肿

散发性甲状腺肿原因复杂，食物中的致甲状腺肿物质、致甲状腺肿药物，以及先天性甲状腺激素合成障碍，都可能造成甲状腺肿，严重的会出现甲状腺功能减退。

甲状腺肿的自检

甲状腺肿到能看得见的时候已经到了"Ⅱ度"，要想在"Ⅰ度"就能发现甲状腺肿大，学会自查很重要。

1 ▶ 手持一面镜子，把颈部完全裸露出来，头抬高后仰，使颈部充分展示在镜子前。先观察甲状腺的位置：两侧是否对称，是否出现肿大。

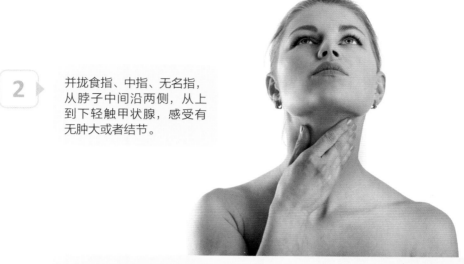

2 并拢食指、中指、无名指，从脖子中间沿两侧，从上到下轻触甲状腺，感受有无肿大或者结节。

3 吞咽口水，感受颈部随着吞咽动作上下活动的部位。手持镜子观察这个部位是否有上下移动的肿块，同时用手指触摸是否有软的鼓包、小肿块、硬的小结节。

甲状腺肿的确诊检查

自检后发现可能是甲状腺肿，需要到医院进一步确诊。常见的检查项目有：

1. 甲状腺彩超：确诊甲状腺肿的程度和性质，为必做检查项目。

2. 甲功三项：最基本的甲状腺功能检查，排查是否同时存在甲亢或者甲减。

3. 甲状腺摄碘率检查。

4. 甲状腺同位素扫描。

5. 自身抗体检测。

健康连线

同位素扫描、细针穿刺什么时候做

甲状腺肿时，如果甲状腺超声检查发现有结节，而且通过超声无法明确结节性质时，需要进行同位素扫描来判断结节是否能够分泌甲状腺激素，或者细针穿刺来判断结节内细胞的良恶性。

甲状腺肿的检查

甲状腺肿的检查首先需要区别是单纯的甲状腺肿大，还是因为其他甲状腺疾病导致的甲状腺肿大。这些都需要通过一系列检查进行鉴别。

甲状腺功能检查结果诊断

T3，T4 在正常范围之内，T4/T3 的比值下降，TSH 正常或轻度升高	单纯性甲状腺肿
T3、T4 升高，TSH 下降	甲亢或者亚急性甲状腺炎导致的甲状腺肿

甲状腺抗体检查结果诊断

甲状腺抗体阴性	单纯性甲状腺肿
TSH 受体抗体（TRAb）阳性	Graves 病导致的甲状腺肿
甲状腺过氧化物酶抗体（TPOAb）和抗甲状腺球蛋白抗体（TGAb）阳性	桥本甲状腺炎导致的甲状腺肿

甲状腺彩超检查结果诊断

甲状腺彩超报告通常是弥漫性甲状腺肿大，病程长者也可以表现为多发结节性甲状腺肿大	单纯性甲状腺肿
会有相对特异的超声表现	Graves 病、亚甲炎或者桥本甲状腺炎等其他甲状腺疾病

健康连线

用甲状腺激素治疗单纯性甲状腺肿有风险吗

如果用药剂量合适，一般不会出现不良反应。但如果长期使用且不注意及时调整剂量，则可能有一定的风险：表现为甲状腺功能亢进的症状。因此需要定期复查甲状腺功能，高危人群如绝经期女性、老年人，应该注意补充钙剂和维生素 D。还应该注意有没有心慌、气短等症状，定期检查心电图或心脏超声等。

自我管理日记

饮食上注意这几件事，就能"缩小"它

地方性甲状腺肿适当多吃含碘丰富的食物

地方性甲状腺肿俗称"大脖子病"，主要是因为摄碘不足，引起甲状腺代偿性增大，多发生于山区和远离海洋的地区。防治地方性甲状腺肿最有效的方法是补碘，让身体摄入足够的碘。

我国成人碘摄入量推荐标准是 120 微克 / 天。食用碘盐是预防碘缺乏病的有效措施，我国也立法推行食用碘盐防治碘缺乏病，食盐中含碘的标准是 20～30毫克 / 千克。除了食用碘盐外，还可以通过适量摄入含碘丰富的食物如海带、紫菜、虾皮等补碘。

健康连线

沿海城市居民也需要食用碘盐

饮用水、食物和空气是人摄入碘的三大途径，虽然沿海城市居民日常食用的海产品中含碘量很高，但是食用频率和食用量并不多，如果不食用碘盐，约 97% 以上的居民碘摄入量会低于推荐摄入量，碘缺乏的风险很大，因此沿海城市居民也需要食用碘盐。

但是，因为我国幅员辽阔，存在富碘地区和碘缺乏地区的差异，加上近年来饮食结构也发生了变化，所以我国实施的食品安全国家标准《食用盐碘含量》允许各省（区、市）自行确定食用盐碘含量平均水平。而且，我国定期会对全国范围内的碘盐跟碘缺乏病的流行状况做监测，并根据变化调整碘盐的浓度。

每日摄入优质蛋白质

长期蛋白质摄入不足会减少甲状腺激素的合成与分泌，诱发甲状腺肿大。我国最新膳食营养素参考摄入量推荐，对于健康成人来说，成年女性每天蛋白质摄入量为 55 克，男性为 65 克。同时，每日摄入优质蛋白质应占到蛋白质总量的 1/3 ~ 1/2。要达到这个量，每天保证 300 克牛奶，同时注意增加瘦肉、去皮禽肉等的摄入。

优质蛋白质的主要来源

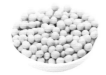 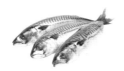 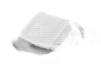

大豆及其制品	鱼、肉类	蛋类	奶及奶制品
黄豆、黑豆、豆腐等	瘦畜肉，去皮禽肉，各类鱼、虾等	鸡蛋、鸭蛋、鹌鹑蛋等	牛奶、奶酪、酸奶等

需要指出的是，虽然谷薯类等植物性食物中含有的蛋白质没有动物性蛋白质容易吸收，却是必不可少的主食，每天进食量较大。要想提高这类食物的营养价值，最好的做法是不同食物搭配食用，坚持食物多样化。

一日蛋白质饮食搭配

如果一日三餐善于搭配食材，要获得足够的蛋白质其实并不难。

每天吃 250 克左右谷物，含蛋白质约 20 克；
畜禽肉类 40 ~ 75 克，含蛋白质约 13 克；
1 个鸡蛋含蛋白质约 7 克；
70 克鱼肉含蛋白质约 13 克；
250 克豆腐含蛋白质约 3 克；
300 克牛奶含蛋白质约 9 克。

> 分配到一日三餐中就能获得 65 克蛋白质

针对甲状腺肿患者，在选择优质蛋白质时可遵循"多蛋奶，适量肉，少大豆"。

适当食用清热消肿的食物

甲状腺肿从中医角度叫"瘿病"，适当食用清热消肿、软坚散结的食物，对甲状腺肿有辅助治疗作用。

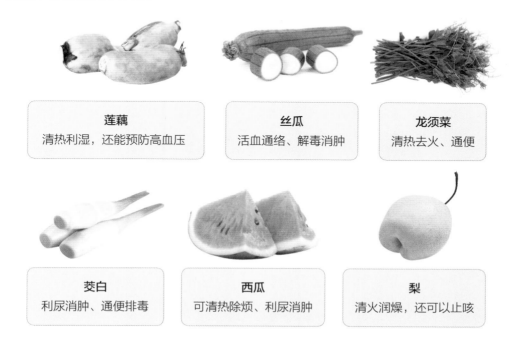

莲藕
清热利湿，还能预防高血压

丝瓜
活血通络、解毒消肿

龙须菜
清热去火、通便

茭白
利尿消肿、通便排毒

西瓜
可清热除烦、利尿消肿

梨
清火润燥，还可以止咳

甲状腺肿伴甲亢或甲减，饮食参考并发症

有些甲状腺肿会伴有甲状腺功能异常，此时要注意在饮食调养时考虑并发症的宜忌。如甲状腺肿伴甲亢，需要忌吃含碘丰富的食物，选择无碘盐，同时还要注意优质蛋白质的摄入，增加钙、铁和维生素的摄入，防治营养不良。而甲状腺肿伴甲减，如果是缺碘引起的甲减要补碘，如果是桥本甲状腺炎引起的甲减要低碘饮食，同时低盐饮食、补充膳食纤维和铁等。

少吃刺激性食物

甲状腺肿患者最好不要吃刺激性食物，如辣椒、酒、咖啡、浓茶等。这是因为患者原本甲状腺就肿大，如果吃太多刺激性食物，会加重肿大，不利于疾病治疗和康复。

十字花科蔬菜最好煮熟再吃

　　研究表明，十字花科蔬菜中含有的某些物质会和甲状腺竞争碘，从而减少甲状腺对碘的摄取，最终减少甲状腺激素的合成，导致甲状腺肿大。

　　但是，这并不意味着禁食十字花科蔬菜，而是不宜多吃，最好烹熟后再吃。因为烹熟后，十字花科蔬菜中的致甲状腺肿物质会大大减少，适量食用对身体十分有益。

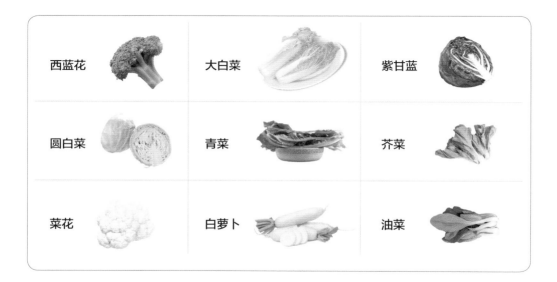

西蓝花	大白菜	紫甘蓝
圆白菜	青菜	芥菜
菜花	白萝卜	油菜

不宜多吃大豆

　　大豆虽然是优质蛋白质的良好来源，但是甲状腺肿患者应控制进食量。因为大豆含有致甲状腺肿物质，还会妨碍碘在肠道内的吸收，使制造甲状腺激素的原料回收不足，丢失过多，进而引起甲状腺肿大。

健康小厨房

蔬菜玉米饼

材料╱鲜玉米1根，鸡蛋1个，面粉
　　　100克，韭菜、胡萝卜各50克。

调料╱葱花5克，盐3克。

做法

1 韭菜洗净，切段；胡萝卜洗净，切
　丝；玉米煮熟，掰成玉米粒；面粉加
　温水、鸡蛋调成糊，放韭菜段、葱
　花、胡萝卜丝、玉米粒、盐搅匀。

2 用刷子在锅底刷一层油烧热，将面糊
　舀出平摊在锅中，小火煎至两面金黄
　即可。

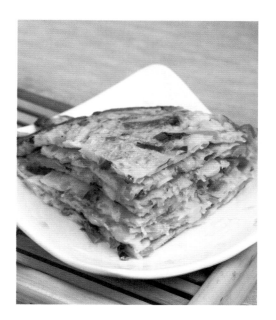

莲藕排骨汤

材料╱猪排骨400克，水发海带、莲藕
　　　各100克。

调料╱葱段、姜片、盐、料酒、香油各
　　　适量。

做法

1 海带洗净，蒸30分钟后，切长方块；
　排骨洗净，横剁成段，焯水后捞出，
　用温水洗净；莲藕去皮，洗净，切块。

2 排骨段、莲藕块、葱段、姜片、料酒放
　入锅中加适量清水，大火烧沸，去浮
　沫，转中火烧50分钟，倒入海带块大
　火烧沸10分钟，加盐、淋入香油即可。

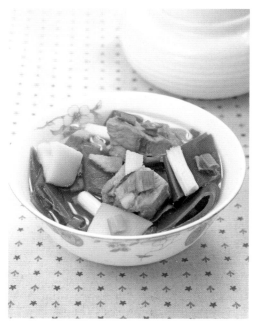

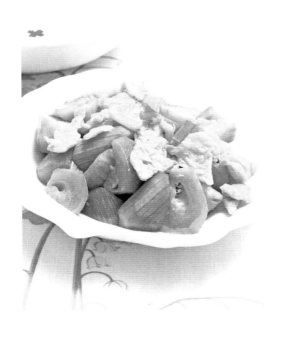

丝瓜炒鸡蛋

材料／丝瓜 200 克，鸡蛋 2 个。

调料／盐、葱段各适量。

做法

1 丝瓜去皮洗净，切滚刀块，放入开水中焯一下；鸡蛋打散。

2 锅中放油，将鸡蛋炒熟后盛出备用。

3 另起锅，爆香葱段，加入焯过水的丝瓜块，加盐翻炒 30 秒，加入炒好的鸡蛋，翻炒均匀即可。

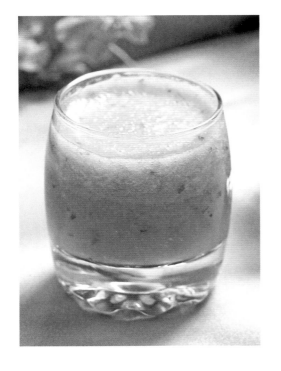

番茄苹果葡萄饮

材料／葡萄 200 克，番茄、苹果各 100 克。

做法

1 番茄洗净，去皮，切小丁；葡萄洗净；苹果洗净，去皮、去核，切丁。

2 将上述食材放入果汁机中，加入适量饮用水搅打均匀即可。

到底用不用甲状腺制剂

药物治疗

导致甲状腺肿的一个主要原因是甲状腺激素不足引起的甲状腺代偿性肿大，如果没有禁忌证，可以服用甲状腺制剂，剂量和服用时间需要遵医嘱。

甲状腺肿明显，特别是局部肿块，手术切除后继续服用甲状腺制剂。

甲状腺肿不明显，排除肿瘤可能，在医生指导下服用甲状腺制剂进行观察，每年做一次甲状腺 B 超检查。

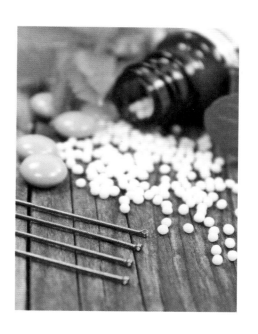

放射碘 131 治疗

单纯性甲状腺肿时，甲状腺肿伴局部压迫或患者高龄伴心血管病，特别是不能耐受手术治疗的患者，宜采用放射碘 131 治疗。但是，妊娠及哺乳期女性、严重肝肾功能不全者、甲状腺极度肿大且有压迫症状者，不能接受放射碘 131 治疗。

手术治疗

单纯的甲状腺肿，如果肿大明显压迫气管、食管等周围器官组织，影响正常的生活，或者病程长有恶变的可能时，需要采取手术治疗。

> **小贴示**
>
> 除有压迫症状者可手术治疗外，甲状腺肿本身一般不用治疗，主要是改善碘营养状态。缺碘性甲状腺肿目前以食用碘盐为公认的有效防治手段。

每天改善一点点

日常护理很重要，别让它走了又来

注意劳逸结合

现在，人们由于工作时间长、压力过大而造成的过度劳累会诱发身体潜在的疾病。已经出现甲状腺肿的患者，如果不注意劳逸结合而过度劳累，不仅会加剧甲状腺肿，还可能引发其他甲状腺疾病。

因此，要学会合理安排工作和休息时间，养成良好的作息规律，不熬夜，同时进行适当体育锻炼。

小小手指操，调节情绪功效大

医学研究显示，很多生理疾病都会受到情绪的影响，当愤怒、悲伤、忧思、焦虑、恐惧等不良情绪压抑在心中而不能充分宣泄时，便会损害健康，引起疾病，甚至加重疾病。因此，不管是单纯性甲状腺肿还是甲状腺疾病伴有的甲状腺肿，都应该把保持良好心情作为日常护理的一部分。

调节不良情绪可以通过培养多方面的兴趣，如养花、书法、绘画、养鸟、钓鱼等。还可以通过音乐疗法消除焦虑、愤懑、忧愁等情绪。对于音乐的神奇功效，有这样的解释：当音乐刺激大脑时，大脑会分泌多巴胺，而多巴胺是一种神经传导递质，主要负责愉悦情绪的信息传递。

同样，一些趣味性小活动比如趣味手指操，也能促进大脑分泌多巴胺，愉悦心情。

平时可以随时随地做"剪子包袱锤"的手部运动，双手按照"包袱、剪子、锤""剪子、锤、包袱""锤、包袱、剪子"的顺序来做。也可以左右手分别做出不同的姿势，如左手"包袱、锤、剪子"，右手"锤、剪子、包袱"。

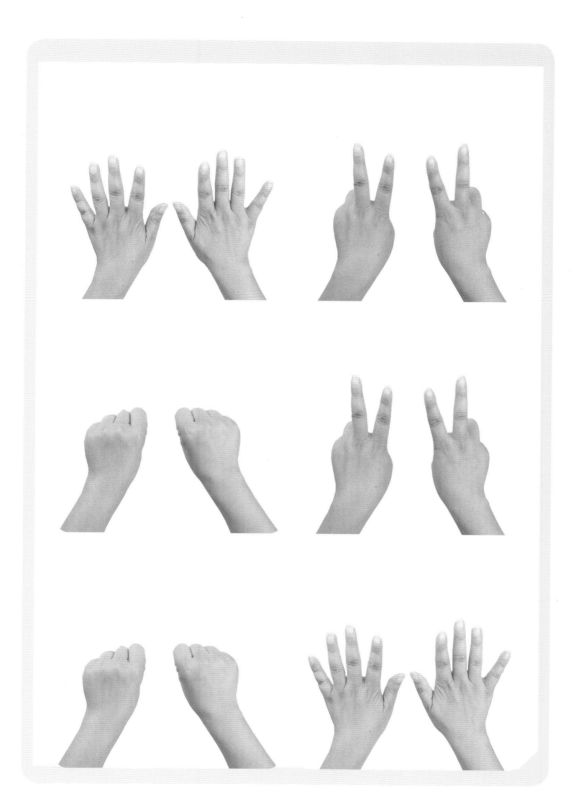

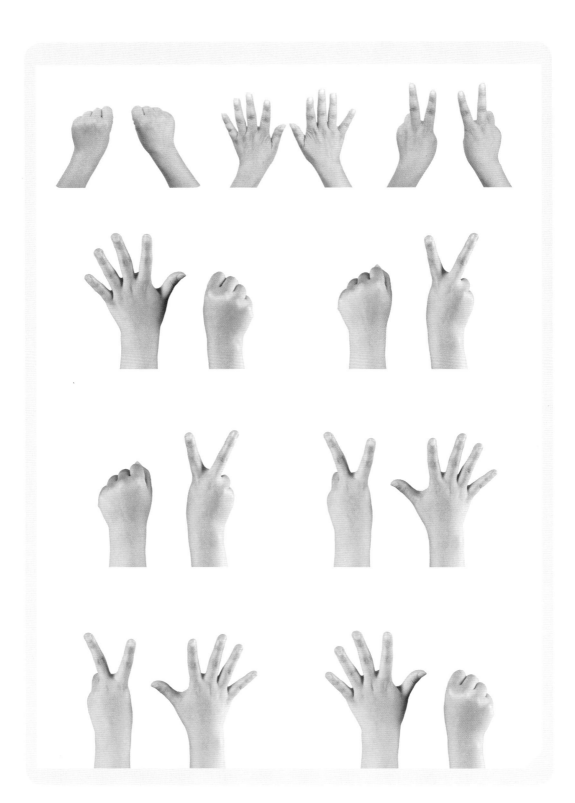

PART 7

不可掉以轻心的
甲状腺炎

甲状腺炎面面观

甲状腺炎也分类，别傻傻分不清

甲状腺炎是由感染、自身免疫等多种原因引起的，以炎症为主要表现的甲状腺疾病，有的患者甲状腺功能正常，有的可能会出现一过性（短时间内）甲亢或甲减。

甲状腺炎根据不同原因有不同分类。按照发病缓急可分为急性甲状腺炎、亚急性甲状腺炎；按照病因可分为感染性甲状腺炎、自身免疫性甲状腺炎、放射性甲状腺炎，其中又以自身免疫引起的桥本甲状腺炎最为常见。

引起甲状腺炎的原因

- 感染性甲状腺炎：由细菌、病毒、真菌等病原体感染导致。
- 自身免疫性甲状腺炎：由自身免疫调节异常导致的，与遗传、环境、特殊的生理阶段（如妊娠等）都有关。
- 放射性甲状腺炎：由放射性同位素照射引起。

急性甲状腺炎是发育不全惹的祸

急性甲状腺炎是由细菌引起的，进而导致化脓。正常情况下甲状腺是不容易被感染的，但是如果在发育过程中给了细菌可乘之机，那甲状腺就不再坚不可摧，下咽梨状窝就是细菌的入侵门户。

下咽梨状窝是甲状腺最里面的一根管子，应该随着发育成长而消失，如果被保留下来，细菌就会通过这根管子侵入甲状腺，导致炎症。常见于 15 岁以下儿童，成人少见。

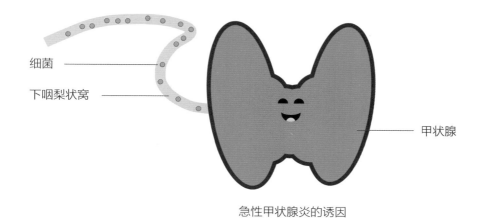

细菌
下咽梨状窝
甲状腺

急性甲状腺炎的诱因

亚急性甲状腺炎多是病毒惹的祸

亚急性甲状腺炎，简称亚甲炎，又被称为"病毒性甲状腺炎"，多是由病毒感染引起的，症状类似感冒，但是这种"感冒"不会传染。常发生于中年女性，儿童少见。

阶段 1 ▸ **病毒入侵**　　病毒入侵的初级阶段，通常会出现如畏寒、头疼、发热等类似感冒的症状。

阶段 2 ▸ **甲亢**　　初期的感冒症状持续一段时间后会慢慢升级，出现多汗、容易发火、脖子肿大伴疼痛等症状，除疼痛外，和甲亢症状一模一样。这是因为甲状腺细胞遭受大面积破坏，甲状腺激素一下子全流入血液里，造成短时间内血液里甲状腺激素暴增，引起甲亢。

| 阶段 3 | 甲减 | 甲状腺细胞遭受大面积破坏后死伤惨重，需要时间修复，所以无法吸收利用碘，导致无法制造充足的甲状腺激素，这种现象被称为甲状腺激素水平和甲状腺摄碘功能的"分离现象"。就是说，虽然血液中的甲状腺激素激增，但是甲状腺聚碘能力下降，所以就从甲亢变成了甲减。 |

| 阶段 4 | 恢复 | 身体强大的免疫系统最终打败病毒，甲状腺激素生产慢慢恢复正常，甲减症状最终消失。 |

典型案例

亚甲炎常被误诊为感冒

李女士，38 岁。

李女士平时经常锻炼，身体不错，偶尔会感冒头疼，但挺挺就过去了。但是半个多月前的这次"感冒"则有点非同寻常，本来吃点药都快好了，不料几天前症状再次反复，持续发热、嗓子痛。

李女士到附近医院就诊，初步诊断为上呼吸道感染，抗生素、感冒药等都用上了，但一点也不见效，还总是感觉心慌、出汗、全身乏力。

李女士有些纳闷，以前感冒最多一个星期左右就好了，这次怎么会这样？经过检查，最终确诊为亚甲炎，而不是感冒。重新调整治疗方案后，症状很快得到控制。

亚甲炎多见于 30 ~ 50 岁的成人，女性发病率较男性高。本病多由病毒感染引起，以短暂疼痛的破坏性甲状腺组织损伤伴全身炎症反应为特征。

桥本甲状腺炎是自身免疫惹的祸

桥本甲状腺炎，又叫桥本病，它的"炎"不是外界伤害导致的，而是一种自身免疫性炎症。

早期没有什么症状，多数人是因为甲状腺肿大就诊才发现的，有一过性甲亢期、稳定期、甲减期等不同阶段表现。

一过性甲亢期

大部分没有临床症状，但是与甲状腺破坏速度有关，破坏速度快，短时期释放的 FT4 多，就容易产生甲亢的症状。一般为一过性甲亢，通过摄碘率检查可以与真甲亢进行鉴别诊断。

稳定期

一过性甲亢过后，会出现稳定期。虽然这个阶段甲状腺遭受持续性破坏，但还能勉强维持正常功能。

甲减期

当甲状腺最终无法维持正常功能时，即走向甲减期。这个阶段极有可能持续终身。

甲状腺炎的检查

甲状腺彩超：可以发现形态变化，如甲状腺增大，在发生炎症的区域一般血流会增多。

甲功三项：早期 T3 ↑，T4 ↑，TSH ↓；后期 T3 ↓，T4 ↓，TSH ↑。

甲状腺摄碘率测定：与甲状腺激素测定值结合，二者结果呈分离现象（即血清 T3、T4 升高，TSH 降低，甲状腺摄碘率降低），是诊断亚甲炎的特异性证据。

血常规检查：如果白细胞增高，可能是急性化脓性甲状腺炎。

同位素扫描：有助于检测亚急性甲状腺炎。

甲状腺穿刺活检：有助于桥本甲状腺炎的确诊。

TGAb、TMAb 检查：有助于明确诊断桥本甲状腺炎。

💬 专家提醒
注意亚甲炎的特征性表现

甲状腺彩超，同位素扫描和摄碘率检查可以用于诊断亚甲炎。尤其是摄碘率的"分离现象"，是亚甲炎的特征性表现。

自我管理日记

结合症状科学饮食

桥本甲状腺炎患者，低碘补硒

对于已经确诊的桥本甲状腺炎患者，应适当减少碘的摄入了，可选择低碘盐，或继续食用碘盐，但是含碘丰富的食物如海带、紫菜等应少吃，以免加重病情。

硒有助于维持甲状腺功能正常，身体缺硒会导致有害的自由基增多，从而损伤甲状腺组织，引起腺体的免疫性破坏，损害甲状腺的正常功能。日常饮食可以通过食用富含硒的食物如牛肉、蘑菇等来辅助治疗桥本甲状腺炎。因为桥本甲状腺炎不宜高碘饮食，所以在选择海产品时要避免含碘高的品种。

维生素 C 有助于预防亚甲炎

平时多吃一些富含维生素 C 的食物，有助于增强身体抵抗力，避免上呼吸道感染，不给病毒可乘之机，有助于预防亚甲炎。

人体不能合成维生素 C，必须从食物中摄取。蔬菜和水果中的维生素 C 含量很丰富，如鲜枣、甜椒、猕猴桃、草莓、橙子、葡萄、白菜、苦瓜等。维生素 C 是水溶性的，在体内的储存非常有限，需要及时补充。

疼痛明显者宜选择流质饮食

甲状腺炎会有不同程度的疼痛，如果随着吞咽疼痛比较严重，进食时要选择营养高、易消化、少渣的流质或半流质饮食，避免吞咽困难，以利于缓解病情。

> **小贴士**
>
> 甲状腺炎症状明显者会伴随颈部肿痛，可以用冷敷的方式缓解疼痛。用干净的毛巾包裹住冰块或者冰冻矿泉水瓶，敷在肿痛部位，冷敷 3~5 分钟后拿开，间歇片刻再继续敷，根据自身感受重复操作。

很多人都会忽视的饮食禁忌

哪些东西不该吃，哪些东西可以适量多吃？弄清楚这个问题，对甲状腺炎的防治是很有帮助的。

忌高碘饮食

碘是合成甲状腺激素的重要原料，健康人通过日常食用碘盐基本能满足身体对碘的需求，但是摄入过量就会增加桥本甲状腺炎的风险，对于已经患有桥本甲状腺炎的患者更不宜高碘饮食。

忌辛辣刺激性食物

甲状腺炎患者的饮食要尽量避免过多食用辛辣刺激性食物，如葱、蒜、辣椒等食物都不宜过量食用，以免影响恢复。

长期大量饮酒会破坏身体免疫力，甲状腺更容易受到炎症侵害而引发甲状腺炎。同时大量饮酒，酒精会抑制甲状腺功能，影响甲状腺激素分泌，引发其他甲状腺疾病。

建议成年男性每天饮酒的酒精量不超过 25 克，成年女性每天饮酒的酒精量不超过 15 克。

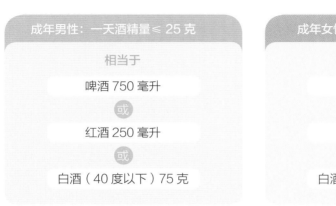

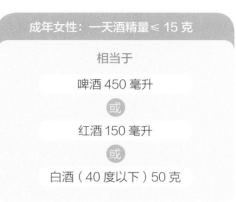

健康小厨房

肉片炒平菇

材料／平菇 300 克，猪瘦肉 100 克。

调料／葱花 10 克，姜片、淀粉、酱油、料
　　　酒各 5 克，水淀粉 15 克，盐 3 克。

做法

1　平菇洗净，撕成大朵，放入沸水中焯
　　透，捞出，挤去水分；猪瘦肉洗净，
　　切片，加酱油、盐、料酒、淀粉拌
　　匀，腌渍 10 分钟。

2　锅置火上，放油烧热，放入葱花、姜
　　片爆香，再放入肉片煸炒至变色，放
　　入平菇、酱油、盐小火炒至入味，用
　　水淀粉勾芡即可。

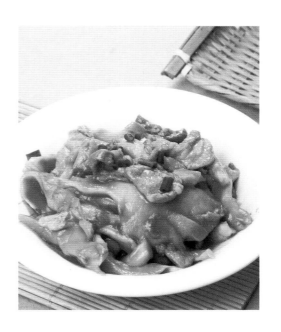

菠菜草莓葡萄汁

材料／草莓 50 克，菠菜、葡萄各 100 克。

调料／蜂蜜适量。

做法

1　菠菜洗净，焯烫后切段；葡萄洗净，
　　去子；草莓去蒂，洗净，切碎。

2　将所有材料放入果汁机中，加入适量
　　饮用水搅打，加蜂蜜饮用即可。

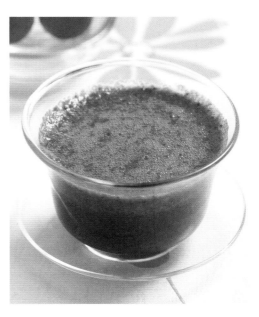

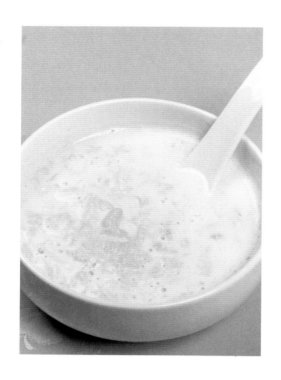

牛奶鸡蛋羹

材料／牛奶 200 毫升，鸡蛋 60 克。

做法

1 将鸡蛋打散，搅匀。

2 将牛奶放入鸡蛋中调匀，隔水用小火炖熟即可。

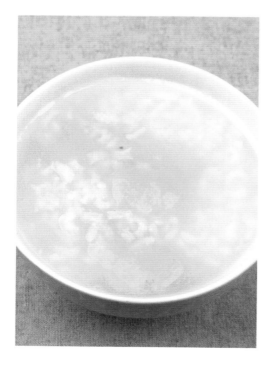

葡萄糯米粥

材料／糯米 200 克，葡萄 150 克。

调料／白糖少许。

做法

1 糯米淘洗干净，放入清水中浸泡 2 小时；葡萄洗净，去皮、去子，对半切开。

2 锅中加入适量清水烧开，先放入糯米大火煮沸，再转小火煮至米粥将成，放入葡萄煮软，加白糖搅拌均匀即可。

甲状腺炎慎用药

桥本甲状腺炎需要分阶段治疗

甲亢期

早期有可能出现甲亢症状，但一般都是短期的或一过性的，不建议随便服用抗甲状腺药物，避免药物促甲减早发。可以通过服用 β - 受体阻滞剂心得安改善心慌、出汗等症状。

稳定期

因为这个阶段甲状腺功能是正常的，只有甲状腺自身抗体升高，所以稳定期一般不需要治疗。也有医生认为，通过补硒可以降低甲状腺自身抗体。建议遵医嘱服药。

甲减期

进入甲减期后，一般需要终身服用甲状腺制剂，如左甲状腺素治疗。

> **··· 专家提醒**
> **甲状腺炎什么时候需要左甲状腺素替代治疗**
>
> 甲状腺炎的甲减期或者最终发展为永久性甲减时需要口服甲状腺激素以维持血清甲状腺激素水平的正常（即所谓的左甲状腺素替代治疗）。另外，甲状腺肿大严重，压迫气管时，需服用左甲状腺素以缓解甲状腺的压迫症状。

亚甲炎是否治疗看症状

亚甲炎其实是一种自限性疾病，简单说就是不用治疗自己也会好，病毒性感冒就是我们最常见的一种自限性疾病。亚甲炎是否需要治疗关键看症状，如果症状严重，要对症治疗，让身体好受一些。

- 如果是轻微症状，可以不用治疗，3~4 周后会自愈。
- 如果是疼痛明显，有发热等不适，可以吃一些退热药和止痛药，如芬必得。
- 如果高热不退，疼痛明显，用糖皮质激素治疗。

每天改善一点点

每日健康计划，让你更健康

甲状腺炎患者在生活中不要太焦虑，其实除了药物治疗外，好的生活习惯也是很重要的。

少食多餐，细嚼慢咽

除了合理搭配食物外，在吃饭的时候可以选择少食多餐的方式。每天吃多少食物、吃什么食物，根据自身情况决定。

吃饭时要细嚼慢咽，细嚼慢咽可以让舌头的味蕾充分享受美味，帮助消化，还可以避免过量饮食，控制体重，减少肠胃负担，对身体健康有益。

每天喝足够的水

水对人体非常重要，这里的水，是指白开水，每天最好喝 2 ~ 2.5 升的白开水，充足的水分有清热去火的作用。

常常微笑

甲状腺炎跟情绪变化有很大的关系，如果心情长期处于抑郁、烦躁状态，也很容易引起该类疾病。甲状腺

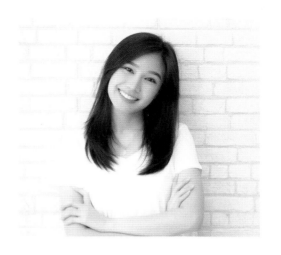

炎患者要尽量保持愉悦的心情，适当释放压力。

常常微笑，不仅能够让我们排解烦恼，还能够减少压力感，全身肌肉也会随之放松，也能让自己的精神得到放松，对防治甲状腺炎很有帮助。

小贴士

笑对人体有八大作用：增加肺活量；清洁呼吸道；抒发健康的感情；消除神经紧张；使肌肉放松；有助于消耗多余的精力；驱散愁闷；减轻各种精神压力。

这些小动作，养心又安神

俗话说"怒火攻心"，暴躁、易怒的情绪会加重病情，所以甲状腺炎患者要学会控制情绪，忌经常发脾气、生气。除了尽量控制自己的情绪外，还可以做一些养心安神的动作，让自身达到一种平和的状态。

推手搓臂，除烦

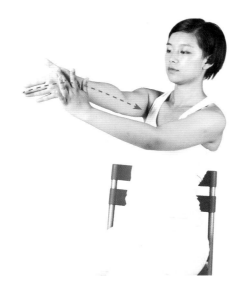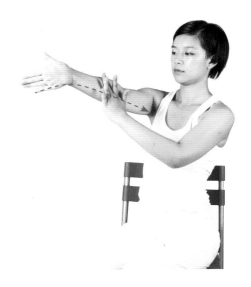

1 端坐位，两手伸直，掌心相对，用左手中指从右手中指沿手掌中线推至腋窝，做15~20次。换侧，重复动作。

2 用左手中指从右手小指尖沿手掌靠身体一侧推至腋窝，做15~20次。换侧，重复动作。

蜂鸣调息，让心情变平和

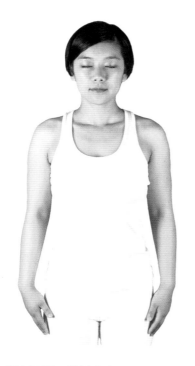

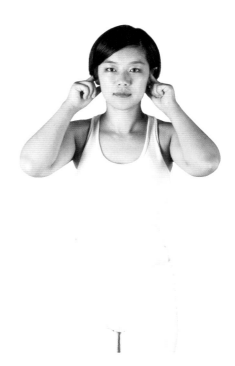

1 闭上双眼，放松全身；用鼻慢慢吸气，使胸腔蓄满气，屏气几秒钟。

2 将两手食指轻轻推进两外耳道，堵住两耳，嘴巴继续紧闭，分开上下牙齿，然后慢慢呼气，产生一种蜂鸣般的"嗡嗡声"。呼气时应该缓慢而有节律，将意识完全集中于声音的振动上。

手指弹桌，缓解压力

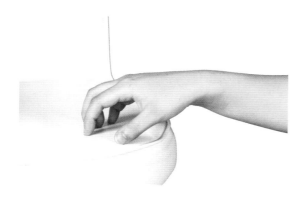

将双眼微闭，哼唱着自己喜欢的歌曲，或念着诗词，同时用手指有节奏地敲打桌面。

PART 8

呵护甲状腺，
做个快乐孕妈妈

孕妈妈注意事项面面观

不孕，原来是甲状腺在捣鬼

　　一般每周 2 次以上有规律的性生活且不采取避孕措施的夫妻中，50% 的女性 3 个月内会妊娠，72% 的女性半年内会妊娠，85% 的女性一年内会妊娠，如果一年以上没有成功妊娠，被称为不孕。不孕分为原发性不孕和继发性不孕，原发性不孕是指从没有获得过妊娠者，而曾经生育、人工流产、自然流产等有过妊娠后发生的不孕，称为继发性不孕。

　　不孕的原因有很多，也可能同时存在多种因素，其中甲状腺功能亢进或低下会引起排卵障碍导致不孕。

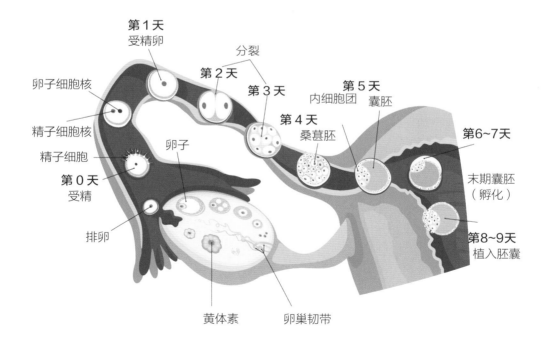

从排卵到受精

甲亢、甲减影响下丘脑－垂体－卵巢轴导致排卵障碍

女性一出生，身体就带有一定数量的卵子，埋在卵巢中"休眠"。到了青春期，下丘脑会命令脑垂体分泌促性腺激素，使卵巢苏醒，不成熟的卵泡就会逐渐发育，同时合成雌性激素。当卵泡发育成熟，一枚卵子就会从卵巢中挣脱而出，这就是排卵。

正常的排卵过程需要合适的性激素水平。排卵前，卵泡分泌的雌二醇促使下丘脑释放大量促性腺激素释放激素，继而引起垂体释放促性腺激素（黄体生成素 LH 和促卵泡激素 FSH），产生黄体酮，促进排卵。

甲状腺分泌的甲状腺激素可以促进卵泡的发育和性激素的正常分泌，一旦甲状腺分泌出现异常，就会影响排卵，减少女性受孕机会。

健康连线

甲状腺疾病对男性生育的影响

1. 甲亢会导致男性勃起障碍

男性甲亢患者的甲状腺激素分泌过多，交感神经兴奋性增高，使得人体物质代谢速度和氧化速度明显加快，会引发一系列代谢紊乱，造成人体包括生殖系统在内的各脏器功能发生改变。最直接的影响就是男性会出现勃起功能障碍，从而导致不育。

2. 甲减会使男性性欲降低、少精

甲减会引起患者性功能紊乱或障碍，最突出的表现就是性欲降低，大多数甲减患者都会表现出不同程度的性欲减退，还有很大比例的患者会出现阳痿、性冷淡现象。

这种情况，通过及时治疗一般会有所改善，但如果没有及时发现并治疗，甲减一旦发展到重度，内分泌环境会发生很大变化，致使睾丸酮分泌减少，精子生成减少，生殖功能会受到很大的损害，严重者还会出现少精甚至无精的情况，导致不育。

甲状腺疾病会增加流产风险

中、重度甲亢易引发流产

一般情况，轻度甲亢不会引起流产，很多患有轻度甲亢的女性也能通过药物治疗将甲状腺激素水平控制在正常水平，从而顺利度过孕期。但如果是中、重度甲亢，通过药物治疗效果不好，甲亢病情并未得到有效控制的话，会显著增加流产、早产的发生率。甚至有的孕妈妈完全没有对甲亢进行针对性治疗，这类人群的自然流产率可以达到 11%～25%。

由此可见，甲亢的病情轻重对流产的影响是不一样的，如果病情较重或者经过治疗效果不明显，不宜备孕，以免发生流产、早产，或者对胎宝宝的生长发育产生不良影响。只要积极治疗甲亢，将指标控制在一定范围内，即可安心怀孕。

甲减孕妈妈自然流产的风险很大

患有甲减的孕妈妈自然流产的风险也很大，尤其要注意亚临床甲减，由于症状不明显，很容易被忽视，从而发展成为临床甲减，进一步增加流产的风险，或者造成胎宝宝发育不良或者早产。

甲状腺自身抗体也来添乱

甲状腺自身抗体显示阳性的孕妈妈，如果合并妊娠期甲减的话，在孕早期 3 个月内的自然流产风险会更高，单纯甲状腺自身抗体阳性的孕妈妈也可能会发生自然流产，即使再次怀孕，出现反复自然流产的风险也很高。所以，甲状腺自身抗体也会影响孕妈妈的顺利妊娠过程。

不要小瞧甲状腺功能筛查

甲状腺功能筛查在孕前和孕期是非常重要的，不要小瞧它。孕妈妈的甲状腺激素水平对胎儿的发育至关重要，在孕 12 周前，胎儿完全依赖于胎盘从母体摄取甲状腺激素，所以孕妈妈的甲状腺激素水平决定了胎儿的神经发育。

甲状腺功能异常产生的后果

甲亢可能会导致胎儿早产、流产、死胎。

甲减可能会导致胎盘早剥、流产、早产，影响胎儿的骨骼和神经系统发育，导致孩子身材矮小、智力低下。

孕前甲状腺功能筛查不可少

甲状腺功能异常的女性怀孕概率比正常女性低，但现在有很多理想的治疗方法，包括药物和手术等，如果能及时诊断、有效治疗，使得各项指标达标之后，甲状腺功能异常的女性也可以正常怀孕。

所以，孕前进行甲状腺功能筛查非常重要，尤其是高危人群：甲亢、甲减或甲状腺叶切除人群，有甲状腺疾病家族史人群，甲状腺自身抗体阳性人群等，更有必要进行甲状腺功能筛查。

有效治疗可平稳甲状腺激素水平

甲减

一般采用优甲乐（左甲状腺素钠片）治疗，将甲状腺激素水平恢复到正常状态，从而恢复正常月经，增加自然妊娠率。

甲亢

如果甲状腺不肿大或者轻度肿大的甲亢患者，经过1～2年规律治疗，用最小剂量的他巴唑（5毫克/天）或丙硫氧嘧啶（50毫克/天）维持半年以上甲状腺功能正常，停药后半年到一年内没有复发，可以妊娠。如果甲亢控制不理想，用最小剂量维持时病情反复，或者甲状腺明显肿大、突眼严重，建议采用手术或放射碘131治疗，半年到一年内甲状腺功能正常后再妊娠。

妊娠期的甲状腺功能检查

在备孕阶段，医院孕检会包含甲状腺功能检查，如果孕前没有做这项检查的孕妈妈，在孕8周之前最好补做此项检查。

甲状腺跟怀孕的关系，直白来说就是怀孕可使已有的甲状腺疾病加重，也会增加甲状腺疾病发生的风险，而未控制的甲状腺疾病会影响宝宝的神经和智力发育。妊娠甲状腺疾病对母婴的危害不亚于妊高征、妊娠糖尿病等孕期常见

健康连线

一定要在甲亢治疗期间怀孕怎么办

如果因为某些原因一定要在甲亢治疗期间怀孕，必须在孕前到内分泌科进行咨询、评估，医生会调整用药剂量。而且在确定怀孕后，需要定期到内分泌科随诊，随时调整用药剂量。同时，重视产科检查，密切监测，以便及时诊断、处理并发症。

病，更可怕的是它早期没有明显的症状，所以即使孕前没有甲状腺疾病，孕期也没有出现甲状腺异常的症状，还是应该做甲状腺功能检查。

甲状腺功能检查单

妊娠期甲状腺功能检查主要是抽取静脉血化验甲功五项，不需要空腹，不受饮食的影响，干扰因素少。检查结果重点关注促甲状腺激素（TSH）、血清游离甲状腺素（FT4）。重点排查常见甲状腺疾病：甲亢、甲减、亚临床甲亢、亚临床甲减。

妊娠甲功异常	TSH	FT4
临床甲减	↑↑	↓
亚临床甲减	↑（<10）	正常
低 T4 血症	正常	↓
临床甲亢	↓↓	↑↑
亚临床甲亢	↓	正常

				甲功2+甲功3

2015418543
产科门诊
中国医学科学院
北京协和医学院 **北京協和醫院** 检验报告单
病案号：**C560146**

姓名：— 年龄：**43** 岁 性别：女 ID号：**C560146**
科别：产科门诊 诊断：妊娠状态 样本：血 样本号：**20160513HBA765**

	英文	中文名称	结果		单位	参考范围
1	FT3	游离三碘甲状腺原氨酸	3.36		pg/ml	1.80 - 4.10
2	FT4	游离甲状腺素	1.260		ng/dl	0.81 - 1.89
3	T3	三碘甲状腺原氨酸	1.390		ng/ml	0.66 - 1.92
4	T4	甲状腺素	8.50		μg/dl	4.30 - 12.50
5	TSH3	促甲状腺激素	0.293	↓	μIU/mL	0.38 - 4.34
6	A-Tg	甲状腺球蛋白抗体	<10.00		IU/ml	<115
7	A-TPO	甲状腺过氧化物酶抗体	6.38		IU/ml	<34

从检查报告单中可以看出，患者血清游离甲状腺素（FT4）等都处于正常参考范围，促甲状腺激素（TSH）则低于正常参考范围，根据诊断标准，可以判断患者为亚临床甲亢。

TSH 高于 2.5mIU/L 怎么办

妊娠期间的促甲状腺激素（TSH）正常值，根据 2012 年美国甲状腺协会建议：孕早期 TSH 正常值在 0.1 ~ 2.5mIU/L，孕中期在 0.2 ~ 3.0mIU/L，孕晚期在 0.3 ~ 3.0mIU/L。TSH 在 2.5 ~ 4.5mIU/L，甲状腺激素水平正常，可以诊断妊娠亚临床甲减。当 TSH>10mIU/L，甲状腺激素水平正常，则为临床甲减，必须给予药物治疗。

如果 TSH 指标高于 2.5mIU/L，甲状腺激素水平仍处于正常，甲状腺抗体阴性，需要进行尿碘检测来进一步查找原因。如果是碘摄入不足引起，则可通过饮食调理，比如增加海带、紫菜等含碘高的食物。如果不是由于缺碘引起，则及时进行药物干预，可选用优甲乐。

TSH 低于正常下限怎么办

当 TSH 低于正常下限时，应明确是由妊娠一过性甲亢引起的生理现象，还是由妊娠合并甲亢引起的。

孕期胎盘分泌大量的绒毛膜促性腺激素（HCG），HCG 与垂体 TSH 结构很相似，即 HCG 也有一定的 TSH 作用，可抑制 TSH 的分泌。当 HCG 分泌显著增多时，大量 HCG 刺激甲状腺滤泡细胞表面的 TSH 受体，甲状腺分泌甲状腺激素增多，出现甲亢症状，也称"妊娠期一过性甲亢"，同时 TSH 可出现一过性的降低。对于这种情况，多不需要用药物治疗，是正常的生理现象。

妊娠合并甲亢也会出现 TSH 降低，同时会出现血清 T4、FT4 增高。对于这种情况，要及时到内分泌科就诊，采取合适的治疗方法。

⋯ 专家提醒
注意判断妊娠期一过性甲亢

妊娠期一过性甲亢，是由于怀孕的生理变化引起的，大多发生在妊娠早期，症状一般不太严重，对孕妇、胎儿也没有太大影响，大部分可以自行缓解。

妊娠期一过性甲亢特征表现

1. 怀孕后确诊为"甲亢"：FT4、T4 升高，TSH <0.1 mIU/L，但甲亢症状轻微，并可随妊娠进展逐渐缓解。

2. 甲状腺自身抗体阴性。

3. 妊娠前没有甲亢病史。

4. 没有明显的甲状腺肿大、不合并甲状腺眼病。

5. 发生在妊娠早期，有时会合并剧吐。

甲状腺疾病患者的孕育红绿灯

孕前

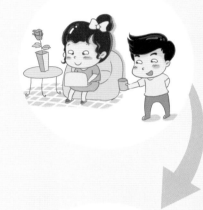

- ✅ 咨询医生，保持病情稳定。
- ❌ 接受过甲状腺手术或放射碘131
  治疗，半年内不宜怀孕。

孕中

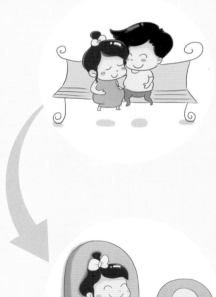

- ✅ 甲亢患者宜减少抗甲状腺药的用量。
- ✅ 甲减患者需维持治疗，带药怀孕。
  照常服用甲状腺制剂，稳定病情，
  避免流产或早产。
- ❌ 甲亢患者忌中途停药，病情好转也
  不能随意停止用药。

产后

- ✅ 检查新生儿呆小症。
- ✅ 甲状腺制剂照常服用，定期检查。
- ❌ 亚临床甲减孕妇分娩后忌不复查，
  否则易导致产后甲状腺炎。

自我管理日记

甲亢孕妈妈要营养充足、限碘补锌

　　女性妊娠后每天所摄入的食物除了维持自身代谢需要外，还要保证胎儿的生长发育，胎儿的营养完全靠孕妈妈从食物中获取。甲亢患者代谢率增高，热量消耗增多，如果甲亢孕妈妈补充营养不及时，长期处于营养不良的状态，胎儿无法获取充足的营养，可能导致发育迟缓、停止发育、胎儿畸形、早产等，所以保证甲亢孕妈妈营养充足且均衡是最基本的健康保证，但是要忌高碘海产品如海带、紫菜、贻贝、海杂鱼、虾皮、海米等。

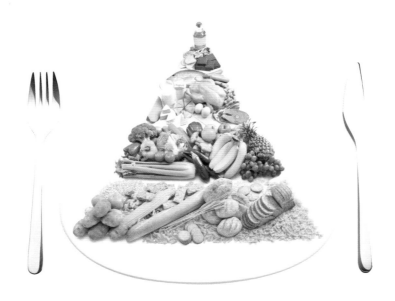

孕早期：参照膳食宝塔每日推荐量，维持孕前的平衡膳食。
孕中期：每天额外增加 200 克奶，鱼、禽、蛋、瘦肉共增加 50 克左右。
孕晚期：每天额外增加 200 克奶，鱼、禽、蛋、瘦肉共增加 125 克左右。

每日热量摄入要高于正常孕妈妈 50%～75%

孕早期，孕妈妈的基础代谢基本与孕前相同，然而随着胎宝宝的生长发育，基础代谢会逐渐增加。中国营养学会推荐孕妈妈在孕中期每天增加 300 千卡的热量，孕晚期每天增加 450 千卡的热量。

而患有甲亢的孕妈妈由于甲状腺激素分泌过多，身体代谢速度加快，对热量和营养物质的需求高于正常孕妈妈，每日热量摄入应比正常孕妈妈高 50%～75%，即孕中期每日应增加 450～525 千卡的热量，孕晚期每日增加 675~787.5 千卡的热量。

450～525 千卡所需食物

| 200 克杂粮饭 | + | 1 个鸡蛋 | + | 4 颗板栗≈ 452 千卡 |
| 150 克杂粮饭 | + | 2 个鸡蛋 | + | 6 颗板栗≈ 512 千卡 |

675~787.5 千卡所需食物

                    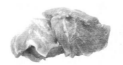

| 200 克杂粮饭 | + | 1 个鸡蛋 | + | 猪肉 70 克≈ 677 千卡 |
| 200 克杂粮饭 | + | 2 个鸡蛋 | + | 猪肉 75 克≈ 781 千卡 |

每日摄入 100 克以上的蛋白质

甲状腺激素分泌过多时，蛋白质分解加速，排泄增加，很容易引发营养不良、腰酸背痛等症状。所以，甲亢孕妈妈需要额外补充蛋白质，每日最好摄入 100 克以上的蛋白质。

约提供 100 克优质蛋白质

  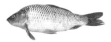

牛奶 200 克　＋　鸡蛋 1 个　＋　100 克鱼（生）＋　　100 克　　＋　豆腐丝 160 克
　　　　　　　　　　　　　　　　　　　去皮鸡肉（生）

每日需摄入叶酸 600 微克

600 微克 ≈ 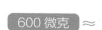 ＋ ＋ ＋

　　　　　　100 克　　　100 克　　　100 克　　　400 微克
　　　　　　小白菜　　　柿子椒　　　油菜　　　叶酸片

牢记四大类高叶酸食物

蔬菜，尤其是深色蔬菜

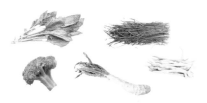

菠菜、韭菜、油菜、西蓝花、莴笋、四季豆等。一般来说，绿叶蔬菜的颜色越绿，所含叶酸就越多。

豆类、坚果类

大豆及豆制品、花生（花生酱）、葵花子等。

水果，尤其是柑橘类水果

动物肝脏

猪肝、鸡肝等。

橘子、橙子、柠檬、葡萄柚等。

食物中的天然叶酸具有不稳定性，遇光、遇热容易损失，在储存、烹调加工过程中都会有不同程度的损耗。比如，蔬菜储存2~3天后，叶酸损失一半，加热油炒后的食物，叶酸也会损失。所以仅靠食补往往达不到孕期的叶酸需求，应在食物补充的同时补服叶酸片。

如何选叶酸片

叶酸制剂有单纯的叶酸片，也有含叶酸的复合多维片。复合多维片一般包含孕期多种维生素及矿物质。因为维生素之间和矿物质之间可以协同作用，所以选择复合多维片相比单纯的叶酸片更有益处。

甲亢孕妈妈应注意，避免选用富含碘的叶酸制剂。

叶酸补过量也无益，叶酸过量会消耗体内的维生素 B_{12}，甚至导致出现低体重儿等情况。如果被诊断为叶酸过量，可以采取隔1~2天服用一次400微克叶酸片的方法，当然也可遵医嘱调整叶酸摄入量。

> **●●● 专家提醒**
> **有神经管畸形生育史的孕妈妈要增加叶酸量**
>
> 一般孕妈妈在正常饮食的前提下，每天服用400微克的叶酸片就可以了，但是有不良妊娠史，曾经生育过畸形胎儿以及亚甲基四氢叶酸还原酶缺陷的孕妈妈，需要适当加量。如果有这些情况，一定要对产检医生说明情况，并按照要求剂量服用，该补的时候补，该停的时候停，并定期复查。

注意限碘补锌

碘是甲状腺激素的主要原料，患有甲亢的孕妈妈如果再摄入过多的碘，可能使甲状腺组织硬化，病情不容易好转，还会影响治疗甲亢药物的疗效。所以，对于甲亢孕妈妈来说，含碘极高的海带、紫菜、海杂鱼、贝类等食物应禁食，以免碘摄入过量对病情不利。

此外，由于甲状腺功能亢进而引起消耗过度，甲亢孕妈妈很容易出现矿物质缺乏的症状，特别是缺锌。孕妈妈缺锌会导致胎宝宝发育迟缓，容易生出低体重儿，甚至出现胎儿畸形，所以要重点补充富含锌的食物。

瘦肉、蛋、奶、海产品、蘑菇、坚果类食物都是锌的良好来源，但是甲亢孕妈妈不能再增加碘的摄入，否则会加重甲亢症状。海产品含碘普遍比较丰富，所以孕妈妈最好通过瘦肉、蛋、奶、蘑菇、坚果来补锌。

另外，过咸的食物一般含盐都比较多，妊娠期甲亢时，摄入过多的碘会加重病情。盐中还含有大量的钠，身体摄入过多钠，血液中的钠和水会由于渗透压的改变渗入组织间隙中，形成水肿使血压升高。

加工的酸味食物

有的孕妈妈早孕反应比较剧烈，呕吐、无食欲容易让身体热量缺乏，特别是患有甲亢的孕妈妈更需要摄入高于健康孕妈妈的热量，所以可以吃点酸味食物开胃促食。但是需特别注意的是，不宜吃加工的酸味食物，如酸菜、泡菜等，因为这些腌制的酸性食物营养及卫生难以保证，含钠量极高。可改食天然酸味食物，如番茄、樱桃、杨梅、石榴、橘子、草莓、葡萄等。

补品

虽然甲亢期间需要补充热量、蛋白质以及多种维生素和矿物质，但是没有必要通过补品大补身体，只要坚持合理的饮食，基本上都能保证充足的营养。有些补品中含有较多的激素，孕妈妈滥用这些补品会影响正常饮食营养的摄取和吸收，干扰胎宝宝的生长发育。

避免纯素饮食

相对普通孕妈妈来说，患有甲亢的孕妈妈由于新陈代谢加快，热量和营养需求明显增加，必须通过摄入丰富的食物来保证营养充足且均衡。如果纯吃素，很容易造成蛋白质、脂肪的摄入量达不到营养需求，不利于控制甲亢病情，也会影响胎宝宝的生长发育。

典型案例
孕前要注意检查

吴女士，32岁。

吴女士拥有高学历和体面的工作，结婚后，由于夫妻俩都忙于工作和事业，因此生孩子这件事就被耽误了。现在，眼看着身边的同事朋友好多都开始生二孩了，加上家里老人催地急，小夫妻俩也想着尽快地要个宝宝。

为了保证优生优育，他们来到医院的生殖门诊进行了全面的孕前检查，虽然平时吴女士没有感到身体有何不适，结果被查出患有亚临床甲减。还好做了检查，可以早干预，不然怀孕后就会比较麻烦，也会增加孕期各种高危风险。

甲减孕妈妈要注意定期摄入含碘高的食物

补碘盐同时定期摄入含碘高的食物

患有妊娠期甲减（缺碘引起）的孕妈妈体内甲状腺激素低于正常水平，同时，由于孕期机体循环血量增加、胎盘激素水平变化，需要合成的甲状腺激素比孕前要多很多，碘元素是甲状腺合成甲状腺激素的必需元素，所以，补充足量的碘十分重要。

除了服用必要的碘制剂之外，日常饮食中要用碘盐，还应增加含碘量较高的食物，如海带、紫菜、海鱼、贝类等。

保证充足的碳水化合物

甲减患者基础代谢低下，需要摄入充足的高热量食物以保证身体的热量供给。碳水化合物是人体最主要、最直接的热量来源，而且对维持胎宝宝的神经系统发育和心脏发育具有重要作用。

甲减孕妈妈的膳食中一旦缺乏碳水化合物，无法供给足够的热量，就要动用体内的蛋白质和脂肪来供给热量。而这个过程容易产生酮体，导致酮血症和酮尿症，对孕妈妈的健康和胎儿的发育都不利。

孕期碳水化合物　占总热量的 55%～60%，每天不低于 130 克

130 克碳水化合物相当于　150 克大米　+ 200 克薯类

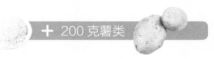

复合碳水化合物

来源：全麦及全麦制品、燕麦、大米、面粉、糙米、豆类、薯类、蔬菜、水果等可以作为孕妈妈膳食碳水化合物的主要来源。

特点：保留了更多的膳食纤维、B 族维生素和矿物质，进入人体后可以缓慢释放热量，不会导致血糖骤然大幅升高，可预防孕期便秘、妊娠糖尿病、妊娠血脂异常等疾病。

精制碳水化合物

来源：白糖、红糖、麦芽糖、葡萄糖、糖浆，以及白面包、白米饭、起酥面包、蛋糕、点心等。

特点：精制碳水化合物是加工得非常精细的食物，甚至仅仅留住其中的甜味。孕妈妈不宜多吃此类食物，否则会导致血糖突然升高，也容易出现孕期肥胖。

低脂饮食不等于完全不吃肉

甲减时，人体血浆中的胆固醇代谢较缓慢，因而使血胆固醇浓度升高。所以，患有甲减的孕妈妈往往还会伴有血脂异常，必须限制脂肪摄入，选择低脂饮食。但是低脂饮食并不等于完全不吃肉。

肉制品富含优质蛋白质，甲减孕妈妈不能因为担心血脂异常一点肉都不吃。同时，畜肉也是补铁的良好食物来源，有助于防止甲减孕妈妈孕期贫血，只是选择肉类时宜选瘦肉。

优质蛋白质： 畜、禽、鱼中蛋白质含量高，在人体的吸收利用率高。

赖氨酸： 猪肉、牛肉、羊肉富含赖氨酸，与谷类搭配食用，可以实现蛋白质互补。

铁： 主要以血红素铁的形式存在，在人体的消化利用率高，可以预防贫血。

健康连线

甲减孕妇产后可以母乳喂养吗

患有甲减的孕妇产后完全可以母乳喂养，不会对新生儿造成不利影响。因为治疗甲减时补充的甲状腺激素和身体中的甲状腺激素是完全一样的，只要补充的剂量合适，对身体完全没有毒副作用。

新生儿靠母乳中的碘自己合成甲状腺激素，而不是依赖母乳中的甲状腺激素维持生理功能，因此只要母亲饮食中的碘摄入充足，新生儿也不会发生甲减，所以甲减患者产后可以放心母乳喂养。

每天摄入蛋白质不低于 100 克

禽畜肉、鱼肉、大豆及豆制品都是很好的优质蛋白质来源，在人体利用率高。对于甲减的孕妈妈来说，因为小肠黏膜更新速度减慢，白蛋白浓度降低，更需要摄取充足的蛋白质来满足自身和胎宝宝的生长需要。

如果是桥本甲状腺炎引起的甲减，注意选择低碘的淡水鱼、去皮禽肉和瘦畜肉；如果是缺碘性甲减，可适当选择高碘的海鱼、虾贝等。

补铁和维生素 B$_{12}$

甲状腺激素可以刺激造血功能，所以当甲状腺激素减少时，造血功能也会减退，很容易引起贫血。如果甲减孕妈妈同时伴有贫血症状，应及时补充富含铁、铜和维生素 B$_{12}$ 的食物，如动物血、深绿色蔬菜等，同时遵医嘱服用铁剂等。

健康小厨房

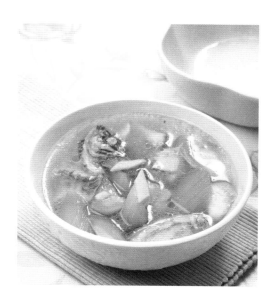

鲫鱼丝瓜汤 甲减

材料╱鲫鱼1条，丝瓜200克。

调料╱盐、料酒、胡椒粉各3克，姜片
5克。

做法

1 鲫鱼收拾干净，切小块；丝瓜去皮，
洗净，切块。

2 锅中加适量水，将丝瓜块、鲫鱼、姜
片一起放入，倒入料酒，大火煮沸，
待汤白时改用小火慢炖至鱼熟，加
盐、胡椒粉调味即可。

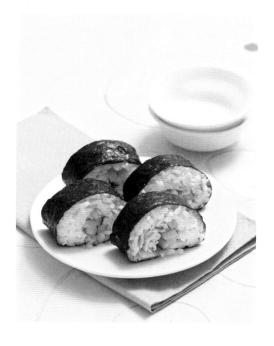

紫菜包饭 甲减

材料╱熟米饭100克，干紫菜片适量，
黄瓜、胡萝卜各50克，鸡蛋1
个，熟白芝麻少许。

调料╱盐、香油各适量。

做法

1 熟米饭中加盐、熟白芝麻和香油搅拌
均匀；鸡蛋煎成蛋皮后切长条；黄瓜
洗净，切条；胡萝卜洗净，去皮，切
条，焯熟。

2 取一张紫菜片铺好，放上米饭，用手
铺平，放上蛋皮条、黄瓜条、胡萝卜
条卷紧后，切成1.5厘米长的段即可。

莲藕玉米排骨汤 甲亢

材料╱猪排骨 300 克，玉米、莲藕各
150 克。

调料╱姜片 5 克，料酒 10 克，无碘盐
3 克，陈皮少许。

做法

1 猪排骨洗净切段，放入锅中，加入适
量清水，以大火煮沸，略煮片刻以除
去血水，捞出沥干。

2 莲藕去皮切片，入沸水锅内略焯；玉
米切段，备用。

3 锅内注入适量清水，放入排骨段、莲
藕片、玉米段、姜片、陈皮、料酒，
大火煮沸，改小火煮 2 小时至材料熟
烂，加盐调味即可。

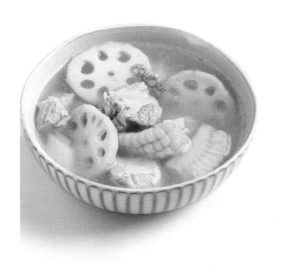

菠菜炒鸡蛋 甲亢

材料╱菠菜 300 克，鸡蛋 2 个。

调料╱葱丝、无碘盐各适量。

做法

1 菠菜洗净，切段，用沸水焯一下后
捞出，沥干水分，凉凉；鸡蛋搅打
成蛋液。

2 油烧至八成热，倒入蛋液，炒成鸡蛋
块后盛出。

3 另起锅，倒入适量油，烧至七成热，
下入葱丝炝锅，倒入菠菜段和炒好的
鸡蛋翻炒片刻，加盐炒匀，出锅即可。

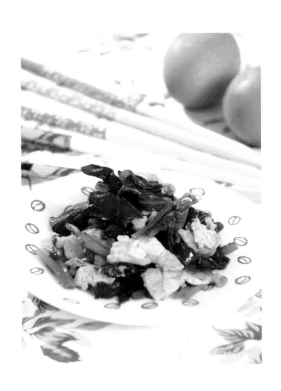

甲亢和甲减孕妈妈的药物治疗

甲亢孕妈妈的治疗

治疗甲亢的药物主要有两种，丙硫氧嘧啶（PTU）和甲巯咪唑（MMI），各有优劣，所以孕期不同阶段宜选择不同的药物。

丙硫氧嘧啶和甲巯咪唑的对比

药品	优势	劣势
丙硫氧嘧啶（PTU）	半衰期短、胎盘通过率低，对胎儿影响小	可能引起肝细胞损害、血管炎等药物不良反应
甲巯咪唑（MMI）	引起肝细胞损害、血管炎等药物不良反应小	影响胎儿发育，如果孕妈妈用药过量，则会引起胎宝宝甲状腺功能减退及甲状腺肿，导致围产期胎儿死亡率及难产率升高

二者切换比例： 100 毫克 PTU ≈ 10 毫克 MMI

用药原则

1. 孕前选择甲巯咪唑，一旦进入备孕状态尽快换成丙硫氧嘧啶。

2. 妊娠 12 周内，选择丙硫氧嘧啶。

3. 妊娠中晚期继续用丙硫氧嘧啶或换用甲巯咪唑。

4. 整个妊娠期采用最低药物剂量，避免药物对胎儿的不良影响。不要与甲状腺激素联用，控制目标是使孕妇 FT4 接近或轻度高于正常值上限。

··· **专家提醒**
妊娠期禁用放射碘 131 治疗

放射碘 131 治疗时放射性碘容易透过胎盘，虽然胎儿所接受的辐射剂量与母亲全身剂量相当，但即使是小剂量也会给胎儿造成较高的辐射。因此，妊娠期禁用放射碘 131 治疗。

甲减孕妈妈的治疗

妊娠期甲减的用药指征

TSH > 10mIU/L	临床甲减	用药治疗
TSH 4.5~10mIU/L	亚临床甲减	用药治疗
TSH 2.5~4.5mIU/L	亚临床甲减	是否用药根据实际情况而定

妊娠期甲减的治疗原则：口服甲状腺制剂，使血清 TSH 和甲状腺激素水平恢复正常。

用药选择：左甲状腺素片（优甲乐）。

必要检查：需要每 4~6 周测一次 TSH、FT4。

如果 TSH 在正常范围内，可保持口服药物剂量；如果数值出现波动，需根据医嘱增减剂量。

甲减孕妈妈不必谈"甲状腺激素"色变

很多女性自认为孕期应该避免服用一切药物，甚至患有甲减的孕妈妈对甲状腺激素产生排斥心理。其实，口服补充的甲状腺激素和体内的甲状腺激素是完全相同的，只要剂量合适，不会对身体造成任何损害，也不会对胎宝宝造成任何损伤。

口服补充的甲状腺激素会帮助甲减孕妈妈血液中的甲状腺激素水平恢复正常，只有这样才能消除甲减对妊娠的不利影响，获得健康妊娠的条件。有研究显示，在妊娠 4~6 周时，甲状腺激素增加 30%~50%；妊娠 8 周时，平均增加 47%。随着孕周的增加，孕妈妈应在医生的指导下调整口服用药剂量，以补充体内甲状腺激素的不足。

每天改善一点点

甲亢孕妈妈要多亲近阳光，保持好心情

多亲近阳光，补充维生素 D

建议孕妈妈适当多晒晒太阳，太阳光中的紫外线照射到人体皮肤上，能使皮肤中的 7- 脱氢胆固醇转变为维生素 D，相对于普通人来说，孕妈妈对维生素 D 的需求量增多，多晒太阳能促进胎儿骨骼和牙齿的发育。

不要贪凉

甲亢孕妈妈基础代谢明显升高，使氧耗和产热均增加，散热也加速，所以甲亢孕妈妈会有多汗、怕热的表现，但是也不能一味贪凉，避免因感冒等影响病情的控制。因此，日常起居要注意适当增减衣服，避免忽冷忽热，寒冷季节外出要做好保暖，夏季使用空调要温度适宜，控制在 22~24℃为宜。

注意控制情绪

情绪波动大、易怒是甲亢的临床表现之一，但是作为孕妈妈，不稳定的情绪会影响胎儿的生长发育。因此孕妈妈要保持心态平和，有利于改善胎盘供血量，促进胎宝宝的健康发育。可以适度做一些家务活儿缓解烦躁情绪，使心情舒畅，还可以起到锻炼的作用。如果孕妈妈在怀孕期间能够保持快乐的心情，宝宝出生后一般性情平和，情绪稳定，少哭闹。

小贴士

做家务活时要注意避免登高爬低，也不可长时间蹲着，还要避免长时间接触冷水，使用刺激性强的洗涤剂。

做舒缓心情的运动，调节烦躁情绪

孕妈妈可以在空气新鲜的户外，或者通风良好的室内，做一些舒缓心情的运动，缓解孕妈妈心理和生理的不适，一扫甲亢带来的烦躁情绪。

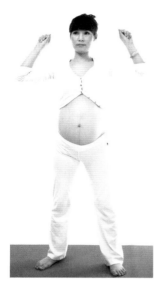

1 双臂上抬至肩平，
上身朝左右转动。

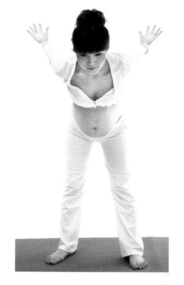

2 手臂向后伸展，上身向前弯曲
与地面平行，抬起头。

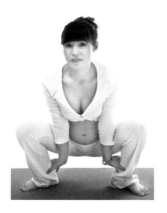

3 双脚用力分开，蹲下，
双手抓住跟腱处。

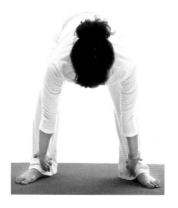

4 两脚分开，膝盖尽量伸直，
双手抓住两脚踝。

来点伸展运动，
让甲减孕妈妈多点健康美

伸展四肢，改善身体倦怠和浮肿

甲减孕妈妈由于基础代谢率降低，很容易出现疲劳、嗜睡、注意力不集中、怕冷、心动过缓、精神倦怠等现象，甚至还会出现浮肿。平时做一些简单安全的伸展四肢的运动，以促进血液循环，改善症状。

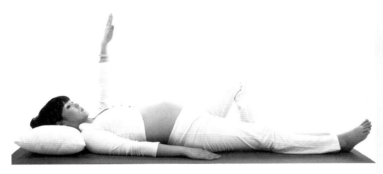

1 平躺，右腿伸直，左腿屈膝，左臂向上伸出，右臂自然地放在身体右侧。

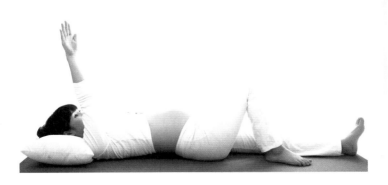

2 进行腹式呼吸（吸气时感受到腹部膨胀，而非胸部膨胀），长长地吸一口气，呼气时双臂和双腿的姿势互换，重复5~10次。

... 专家提醒
锻炼注意事项

每次锻炼要有5分钟的热身练习，运动终止也要慢慢来，逐渐放缓。

运动时最好选择木质地面或铺有地毯的地方，这样更安全。

如果感到不舒服、气短和劳累，就休息一下，等感觉好转后再继续运动。

做伸展瑜伽，促进血液循环

　　甲减孕妈妈因为身体代谢活动下降会畏寒怕冷，适当做瑜伽的伸展运动有助于促进全身血液循环，改善手脚发凉、四肢欠温的症状。

　　孕妈妈因肚子逐渐变大，腰背部因后倾而承受了更多的压力，易出现疲劳、酸痛等不适感，此套瑜伽练习可帮助孕妈妈减轻和改善这些不适感。

1 双膝着地，双掌撑地，身体呈卧弓式。双手、右腿不动，向后伸直左腿，使左脚背着地。

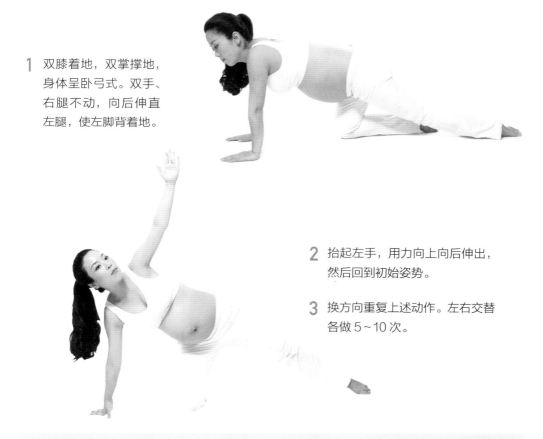

2 抬起左手，用力向上向后伸出，然后回到初始姿势。

3 换方向重复上述动作。左右交替各做 5~10 次。

··· 专家提醒
不能忽视精神状态

　　精神不振、抑郁是甲减患者常见的临床表现，所以甲减孕妈妈不能忽视自己的精神状态。平时可以通过适量运动、发展兴趣爱好、有心事多倾诉等方法保持良好的情绪和心态。同时家人也要多注意观察甲减孕妈妈的精神状态，如果发现其精神萎靡或者有异常，应及时向医生反馈。

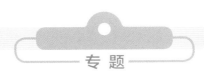
对于海鲜，甲状腺有自己的选择

饭桌上经常见到的海产品包括鱼类、藻类、虾贝类，虽然海产品多属于含碘量高的食物，但也有等级差别。患有甲状腺疾病并不是一点海产品都不能吃，而要根据自己的身体状况适当选择！

海产品种类	含碘量	食材
藻类	最多	紫菜、海带
虾贝类	其次	贻贝、虾皮
鱼类	最少	墨鱼、小黄鱼、带鱼

甲亢患者挑着吃

"甲亢忌海产品"，这句话的前提是认为海产品都是富碘的，现实中其实有例外，比如鲳鱼、墨鱼，其含碘量并不比瘦肉高。甲亢患者在治疗后，如果甲状腺功能恢复正常，并且没有明显的肿大，可以选择含碘量少的海产品，解解馋，每月不超过2次，控制食用量，而且要用无碘盐烹饪。

如果治疗后甲状腺功能未恢复正常，或者伴有甲状腺肿大，不宜吃海产品，不吃碘盐。

甲减患者视情况而定

碘缺乏会让甲状腺激素合成不足导致甲减，但是我国施行碘盐政策以来，由缺碘导致的甲减已经很少见了，而桥本甲状腺炎引起的甲减比较常见，如果再长期高碘饮食反而会诱发或加重疾病。

因此，桥本甲状腺炎引起的甲减应少吃含碘量高的海鲜，不宜吃海带、紫菜，可以吃碘含量较少的海鱼。

甲状腺结节患者有节制地吃

甲状腺结节患者能不能吃海产品，要根据甲状腺功能而定，甲状腺功能正常，结合尿碘的检测结果选择海产品的种类。

一个简单的原则就是尿碘多就少吃，选含碘量少的吃；尿碘少，可适量吃多。甲状腺结节伴有甲减或者甲亢，就要按照甲减或者甲亢的标准选择海产品。

PART 9

不用谈癌色变，
甲状腺癌并不可怕

甲状腺癌面面观

甲状腺癌自我剖析

　　甲状腺癌近年来发病呈上升趋势，绝大部分甲状腺癌起自滤泡上皮细胞的癌变。甲状腺癌是内分泌系统中最常见的恶性肿瘤，主要分为分化型和未分化型，前者又包括乳头状癌和滤泡状癌。不同类型的癌发展过程和转移途径相差很大，有着截然不同的临床表现。

　　按病理类型可分为乳头状癌、滤泡状癌、髓样癌和未分化癌。

乳头状癌	最常见，40 岁以下人群多见，多发于年轻女性。生长缓慢，恶性度较低
滤泡状癌	发生年龄略大，多见于 50 岁以上女性。恶性度高于乳头状癌
髓样癌	可发生于任何年龄，男女发病率差不多，恶性程度介于滤泡状癌和未分化癌之间
未分化癌	最少见，甲状腺癌中恶性程度最大的一种，多发于 50 岁以上女性。发展快，转移迅速

引起甲状腺癌的常见原因

- 童年期有头颈部放射线照射史或者放射性尘埃接触史。
- 有甲状腺癌既往史或家族史。
- 碘摄入过量。
- 有全身放射治疗史。

甲状腺癌的临床表现

甲状腺癌的治愈率较其他癌症高一些，所以最好是早发现、早治疗，如果发生了淋巴转移，或转移到肺、骨骼等，就会降低治愈率。因此，对于甲状腺癌是如何一步步发展起来的要有充分的认知，防患于未然。

1 ▷ 甲状腺癌发病初始是以甲状腺结节为主要表现，与良性甲状腺瘤相似，难以分辨。

2 ▷ 肿块（结节）变得非常硬实，此时要尽早就医诊断。

3 ▷ 肿块迅速变大，继续变硬，无痛感，手触检查时能感觉到肿块活动受到限制。

4 ▷ 继续发展会出现压迫性症状，如呼吸困难、吞咽障碍，如果肿瘤侵犯了喉返神经，还会引起声音嘶哑。

5 ▷ 可能会发生转移，此时治疗比较棘手。

奇怪的"重女轻男"

近几年来甲状腺癌的发病率大幅增长，目前我国甲状腺癌发病率在恶性肿瘤发病率中居于前列，增长率居第一。但这个癌症有个奇怪的现象就是"重女轻男"，女性患者数量约为男性的 3 倍，尤其偏爱青中年女性，可以说，甲状腺癌已成为城市女性风险非常高的癌症之一。

甲状腺癌早期症状较为隐匿，若是不了解其病症，约 80% 的患者确诊时已是晚期。因此对于大众特别是女性来说，一定要多加注意，及时了解甲状腺癌早期症状，做到及早发现、尽早治疗。

如果身体出现以下症状，就要警觉了。

1	声音嘶哑	大部分人会出现声音嘶哑，这是因为肿瘤变大压迫喉部的喉返神经。
2	颈部出现肿块	大家平时可以在照镜子时，仔细观察脖子是否变粗；然后再摸，将手指反扣在甲状腺部位，用拇指仔细触摸，咽一口口水，如果此时摸到上下活动的肿块，就应及时到医院就诊。
3	呼吸困难	随着肿瘤不断扩大，对喉部的很多神经都会产生压迫，可能会使患者出现耳、肩部的放射性头痛，并且会伴有呼吸和吞咽困难的情况。
4	淋巴结病变	由于甲状腺和颈部的淋巴结相邻，随着病情的发展，很有可能导致淋巴结发生病变。

自我管理日记

增强免疫力，植物化学物来帮忙

天然的植物化学物有助于提高身体的免疫力，有防癌抗癌、辅助癌症治疗的作用。植物化学物存在于五谷、蔬果、坚果等，尤其是种子和皮中居多。

活化免疫细胞

植物多糖和黄酮类物质能增加杀伤肿瘤细胞的能力，防止外来异物的攻击，有助于防癌抗癌。

植物多糖的来源： 香菇、金针菇、木耳、银耳、山药、薏米、枸杞子等。

黄酮类物质的来源： 大豆及豆制品、芦笋、莓果、橘子等。

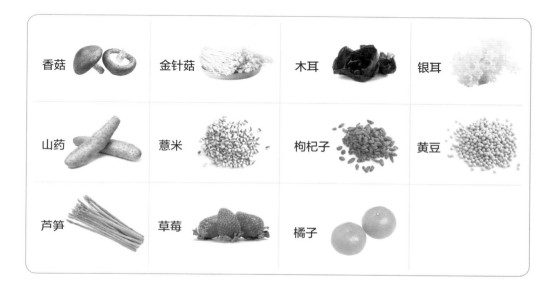

香菇	金针菇	木耳	银耳
山药	薏米	枸杞子	黄豆
芦笋	草莓	橘子	

对抗自由基，抑制癌细胞

多吃些有利于对抗自由基侵害、抑制癌细胞的食物，如富含维生素 C 和番茄红素的胡萝卜、南瓜、柿子椒、红薯、西蓝花、番茄、木瓜、西瓜、橙子、猕猴桃等；含维生素 E、硒的坚果种子，如黑芝麻；富含多酚的葡萄、蓝莓等。

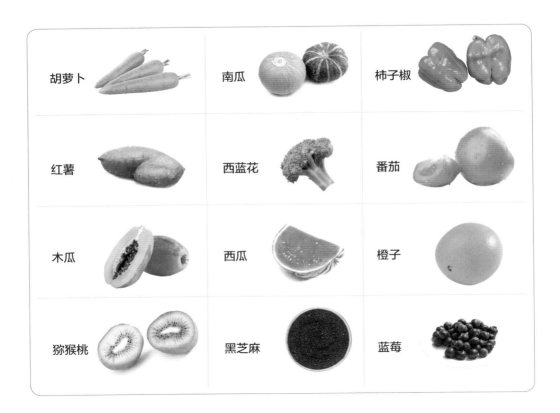

胡萝卜	南瓜	柿子椒
红薯	西蓝花	番茄
木瓜	西瓜	橙子
猕猴桃	黑芝麻	蓝莓

膳食纤维有利于防癌抗癌

膳食纤维不但可降低血脂水平、平稳血糖，还有利于防癌抗癌。富含膳食纤维的食物有：竹笋、南瓜、柑橘、苹果、白菜、木耳、魔芋、燕麦、玉米等。

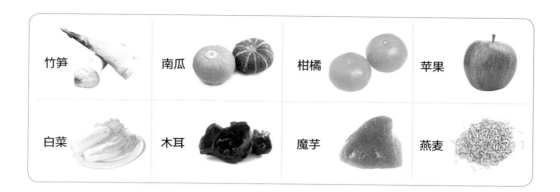

| 竹笋 | 南瓜 | 柑橘 | 苹果 |
| 白菜 | 木耳 | 魔芋 | 燕麦 |

连皮带子一起吃

蔬果的皮、子富含膳食纤维、维生素、植物化学物、矿物质等，所以连皮带子一起吃，可以为身体提供最大的营养，为抵抗癌细胞提供物质基础。如葡萄皮中的白藜芦醇就是一种抗癌物质，葡萄子中的花青素具有抗氧化的作用。所以建议大家把整粒葡萄用果汁机搅打，这样皮和子的营养就全吃到了。

粗粮胚芽抗癌效果佳

胚芽是粗粮中营养价值最高的部分，含有 B 族维生素、钾、锌、硒等多种有益成分。粗粮可以用豆浆机做成米糊，既能更好地保留胚芽营养，也更容易被身体消化吸收，有利于更好地对抗癌症。

… 专家提醒
别轻信抗癌"保健品"

预防癌症不能依靠保健品，没有证据显示保健品中的营养素比含有天然营养素的食物更好，只有天然的食物才能真正发挥"协同作用"，让身体充分吸收其中的有效抗癌成分。因此，不要盲目轻信宣传的抗癌保健品，而忽略食物养生的功效。

健康小厨房

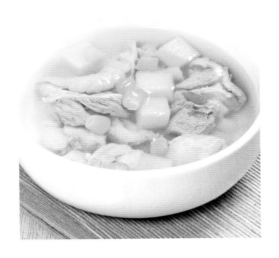

苹果玉米鸡丁汤

材料╱苹果、玉米粒、鸡腿肉各 100 克。
调料╱姜片 3 克，无碘盐少许。

做法

1　鸡腿肉去皮，切丁，焯一下；苹果洗净，去皮、去核，切成块；玉米粒洗净。

2　锅置火上，倒入适量清水，然后放入鸡丁、玉米粒、苹果块和姜片，大火煮沸，再转小火煲 40 分钟，调入盐即可。

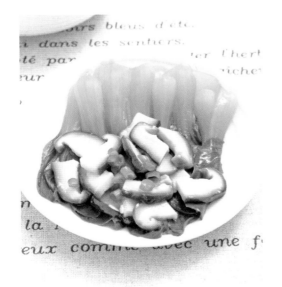

香菇油菜

材料╱油菜 150 克，干香菇 15 克。
调料╱葱花、无碘盐各适量。

做法

1　油菜洗净；干香菇泡发，切片。

2　锅内倒油烧热，下入葱花炒香，放入油菜和香菇丝翻炒 4 分钟，用盐调味即可。

蒜蓉西蓝花

材料／西蓝花 400 克，蒜 3 瓣。

调料／无碘盐 3 克。

做法

1 先将西蓝花放入盐水中浸泡 5 分钟，
  洗净，掰成小朵；蒜去皮，洗净，
  切蓉。

2 锅中水烧开后，放入西蓝花略焯后捞
  出，浸入凉水中过凉。

3 热锅放油，待油烧至七成热时，下蒜
  蓉翻炒出香味，倒入焯好的西蓝花翻
  炒 1 分钟，加盐出锅即可。

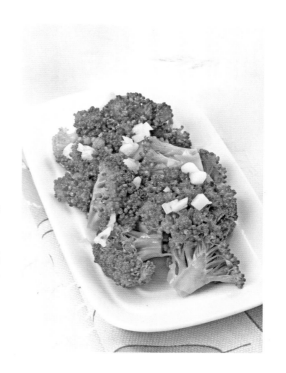

南瓜薏米饭

材料／薏米 50 克，南瓜 200 克，大米
      100 克。

做法

1 南瓜洗净，去皮、去瓤，切成粒；薏
  米洗净，拣去杂质，浸泡 3 小时；大
  米洗净，浸泡半小时。

2 将大米、薏米、南瓜粒和适量清水放
  入电饭锅中，按下"煮饭"键，蒸至
  电饭锅提示米饭蒸好即可。

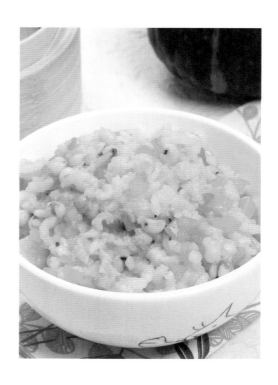

选对治疗方案，抗癌更轻松

手术治疗

建议所有甲状腺癌一经确诊均采取手术切除，这样不仅能清楚原发病灶，还可以准确判断癌症的组织类型和分期、淋巴结转移情况等，对预后有积极的意义。甲状腺手术通常分两类：甲状腺全或近全切除术，伴或不伴淋巴结清扫；甲状腺腺叶切除。目前多采取前一种手术方式。

术后 TSH 抑制治疗

甲状腺癌手术后都需要应用甲状腺激素治疗。因为甲状腺被切除后，甲状腺激素水平会明显下降，应用甲状腺激素治疗不仅可补充体内缺乏的甲状腺激素，还可抑制垂体 TSH 的分泌，从而对甲状腺组织的增生和分化好的癌有抑制作用。

术后放射碘 131 治疗

术后放射碘 131 治疗可以去除术后残余的异常甲状腺组织，摧毁难以探测的微观甲状腺癌细胞，减少局部复发和转移的概率。

肿瘤小于 1 厘米且肿瘤位于甲状腺内	术后不需要进行放射碘 131 治疗
肿瘤在 1~4 厘米且有高危因素，如恶性超声征象、肿瘤较大、术前甲状腺外生长等	可选择性进行放射碘 131 治疗
有远处转移、肿瘤明显侵犯甲状腺外组织或肿瘤大于 4 厘米	术后需要进行放射碘 131 治疗

每天改善一点点

保持健康的生活方式

　　一旦被确诊为癌症，患者的心情一定十分沉重。在这个残酷的现实面前，很多人都会茫然无措。其实，这时患者应该尽快恢复镇定和自信，保持对美好生活的向往。只有在精神上不被癌症打倒，心理上保持平静，才能积极地对抗癌症。患者的自信，加上正确的治疗方案，以及医生和家人的积极配合，会大大增强治疗效果。

　　癌症患者承受着身体、心理的双重折磨，建立健康的生活方式、良好的饮食习惯，将有利于帮助患者战胜癌症。

| 每天做到"5个按时" | 按时起床，按时睡觉，按时进餐，按时活动，遵医嘱按时吃药。这样可以更好地调节身体功能，有利于抗癌。 |

| 坚持适度的体育锻炼 | 患者可以根据身体情况，选择一两种自己喜欢的运动，但运动强度要适度，避免过度劳累。 |

| 远离人群密集的地方 | 患者身体抵抗力弱，应尽量避免去人群密集的地方，如商场、电影院等，因为这些地方空气污染严重，容易交叉感染而致病，加重病情。 |

乐观是不可忽视的"免疫剂"

保持乐观情绪在生活中是非常重要的，不少人发现自己很容易生病，多是因为免疫功能低下造成的。患甲状腺癌后，除了在饮食方面做出调整外，心态也很重要，保持乐观的心态有利于增强免疫功能。乐观是一种积极向上的情绪状态，它可以激发人的活力和潜力，有助于对抗甲状腺癌。

好情绪能增强免疫功能

研究发现，平和乐观的心态可增强人体的免疫功能。很多研究都表明，积极乐观的人身心更健康。那么，甲状腺癌患者该如何保持乐观的态度呢？下面的方法不妨一试。

每晚抽出一点时间，坐下来回想一天中成功的、积极的和快乐的事情。

坚定信心过好每一天，不沉湎于往事，不过于担心未来。

学会积极地思考，积极地面对人生。

乐观情绪帮助对抗癌症

我们知道每个人体内都有原癌基因，都有可能得癌症，但为什么大多数人不会得？因为人体有一群"健康卫士"叫作淋巴细胞，其中有 50 亿是特别能战斗而且可以抗癌的细胞，但它们往往被我们的精神状态所影响。当一个人经常情绪低落、生气抑郁时，NK 细胞（自然杀伤细胞）功能就会受到抑制。

难怪在癌症患者身上，医生大多可以发现那些被称作"癌性格"的致病因素，如孤僻、多疑、好生闷气、沉默寡言、郁郁寡欢、狭隘嫉妒、急躁易怒等不良情绪，这些都会促进癌细胞的产生和增殖。因此，从抵抗癌症这个角度，保持良好的情绪和乐观的心态是非常重要的。